Nutrition Détox:

Bien Manger Pour Une Vie De Pure Energie, Forme Et
Santé.

Copyright © 2014, Remy Roulier

TABLE DES MATIÈRES

I- LE POUVOIR DE RETROUVER AUJOURD'HUI TOUTE VOTRE ÉNERGIE, FORME ET SANTÉ

Les principes de base (4 pouvoirs et 4 poisons) que vous allez découvrir permettent de créer une énergie, forme et santé extraordinaire, en revoyant et passant au peigne fin tout ce que vous ingurgitez.

Ils vont vous détoxifier entièrement et vous apprendre une chose essentielle et pourtant tant difficile à acquérir de part les mensonges sans fin que véhicule l'industrie alimentaire, souvent dans un intérêt économique: comment bien manger.

Il se peut que vous mettiez déjà en pratique certains de ces principes. Ce programme est conçu pour optimiser le potentiel de votre corps et de votre esprit afin de jouir d'une santé exceptionnelle.

Ces principes ne vous demanderont pas plus de temps; ils sont simples, rapides et amusants!

II- LE POUVOIR DES EAUX ET DES ALIMENTS VIVANTS

L'eau est une des principales composantes de toute matière vivante. C'est la principale composante du corps humain.

Notre cerveau est constitué d'eau à 76%, nos poumons à 90%, notre sang à 84% et notre plasma sanguin à 98%.

Les processus vitaux tels que la digestion, la circulation sanguine et l'excrétion sont impossibles sans eau.

L'eau transporte les nutriments vers tous les organes vitaux, elle joue un rôle essentiel en maintenant le corps à bonne température et elle contribue à sa croissance et à sa régénération.

L'eau est le deuxième élément le plus important pour notre santé après l'oxygène, sans laquelle nous pourrions mourir en quelques minutes.

Un adulte peut vivre plusieurs semaines sans nourriture, mais pas plus d'une dizaine de jours sans eau.

Notre corps ne peut se permettre de perdre qu'environ 10% de son eau pour continuer à vivre.

II.1- L'Expérience Du Dr. Ferrydoon Batmanghelidj

Le Dr Batmanghelidj a été prisonnier politique en Iran.

Il fut placé en isolement durant sa détention. Il décida de ne plus consommer de nourriture pendant cette période parce qu'il croyait que sans exercice ou sans mouvement, la nourriture deviendrait toxique dans son corps.

Ainsi, pendant sept jours, il ne mangea pratiquement rien et ne but que de l'eau. Il fut stupéfait de noter que l'eau supprimait les douleurs liées à la faim.

Après cette période d'isolement, il fut transféré dans l'aile principale de la prison où se trouvaient environ 300 prisonniers.

Un soir, des détenus lui amenèrent un homme plié en deux de douleur. Les gardiens refusaient de l'emmener à l'infirmerie, le Dr Batmanghelidj était son dernier recours.

Parce qu'il n'avait pas de médicaments à lui administrer, le Dr Batmanghelidj lui fit boire deux verres d'eau.

Dans les minutes qui suivirent, l'homme reprit des couleurs et sa douleur diminua.

Le Dr Batmanghelidj lui prescrivit deux verres d'eau toutes les trois heures pendant les quatre mois qu'ils passèrent dans le même bloc.

Il fut interpellé par le résultat: l'homme souffrait d'un ulcère à l'estomac et pourtant l'eau allégeait sa douleur.

A la suite de cette expérience, Le Dr Batmanghelidj se passionna pour l'eau utilisée comme médicament et consacra le reste de son séjour en prison à mener des recherches sur les effets de l'eau.

Durant les deux ans et sept mois que dura son incarcération, il traita près de 3000 cas semblables.

Il finit par s'installer aux Etats-Unis où les résultats de ses recherches furent publiés dans le Journal of Clinical Gastroentrology.

Plus tard, il fut engagé par l'Université de Pennsylvanie pour continuer ses recherches.

Ses premières conclusions font état du fait que la médecine a donné bien des noms aux différents stades de la déshydratation et que l'eau peut jouer un rôle important, non seulement pour maintenir la santé, mais aussi pour guérir la maladie.

Le Dr Batmanghelidj est décédé en novembre 2004. Ses travaux continuent à influencer de nombreuses personnes, mais il est profondément regretté pour ses qualités de chercheur, de pionnier, d'époux et de père.

Les pages qui suivent contiennent un résumé de ses travaux.

II.2- Les Causes De La Déshydratation

Les activités courantes nous font perdre en moyenne 2,5 litres par jour, quantité qui est en général remplacée par ce que nous buvons et par la nourriture que nous consommons.

Mais l'exercice, la transpiration, la diarrhée, la fièvre ou l'altitude peuvent augmenter considérablement les besoins en liquides.

L'exercice et la transpiration sont les causes les plus courantes de la déshydratation. Une déshydratation légère cause déjà une baisse de la coordination, de la fatigue et une altération du jugement.

C'est par la respiration, la transpiration, la miction et la défécation que les liquides quittent notre corps.

Ce phénomène sera plus ou moins rapide en fonction du niveau d'activité, de l'humidité, de la température de l'air et de l'altitude.

II.3- Les Symptômes De La Déshydratation

La bouche sèche est le dernier signe extérieur de la déshydratation. De plus, la perception de la soif diminue avec l'âge.

Si vous avez soif, cela signifie que vos cellules sont déjà déshydratées.

Un corps **gravement** déshydraté produit des urines de couleur orange ou sombre.

Un corps **légèrement** déshydraté produit des urines jaunes.

Un corps **correctement** hydraté produit des urines incolores.

Certains des effets secondaires de la déshydratation sont: le stress, les maux de tête, les douleurs lombaires, les allergies, la prise de poids, l'asthme, l'hypertension et la maladie d'Alzheimer.

ALCOOL ET CAFÉINE TUENT À PETIT FEU

L'alcool arrête le processus d'osmose inverse qui permet à l'eau de pénétrer dans les cellules.

La caféine stimule les reins à excréter plus d'eau que celle contenue au départ dans la boisson caféinée. Elle inhibe également les enzymes qui assurent le bon fonctionnement de la mémoire.

II.4- Quelle Quantité d'Eau Faut-Il Boire?

Vous devriez boire chaque jour la moitié de votre poids corporel en onces (0,0296 litres).

Donc, si vous pesez 200 livres (90 kilos), vous devriez boire chaque jour 100 onces d'eau.

Idéalement, vous ne devriez jamais laisser passer plus de 15 à 20 minutes sans boire une gorgée d'eau.

Vous devriez commencer à boire de l'eau le matin, avant même de sortir du lit. C'est en effet le moment où vous êtes le plus toxique et déshydraté.

Vous devriez toujours boire de l'eau avant de manger pour faciliter la digestion.

****

BUVEZ LA MOITIÉ DE VOTRE POIDS EN ONCES CHAQUE JOUR!
Si vous pesez 200 livres, vous devriez boire 100 onces (soit 2,96 litres/2960 mL)
1 once = 0.0296 litres = 29,6 mL
1 kilo = 2,20462 livres
****

Calculez Votre Quantité d'Eau Journalière Idéale

Utilisez simplement la formule suivante pour obtenir la quantité d'eau en litres que vous devriez boire chaque jour, à partir de votre poids en kilos:

1- Votre poids en kilos: _____ (A)

2- Multipliez (A) par 0,03262: _____ (B)

(B) est la quantité d'eau en litres que vous devriez boire chaque jour.

II.5- Teneur En Eau Des Aliments Courants

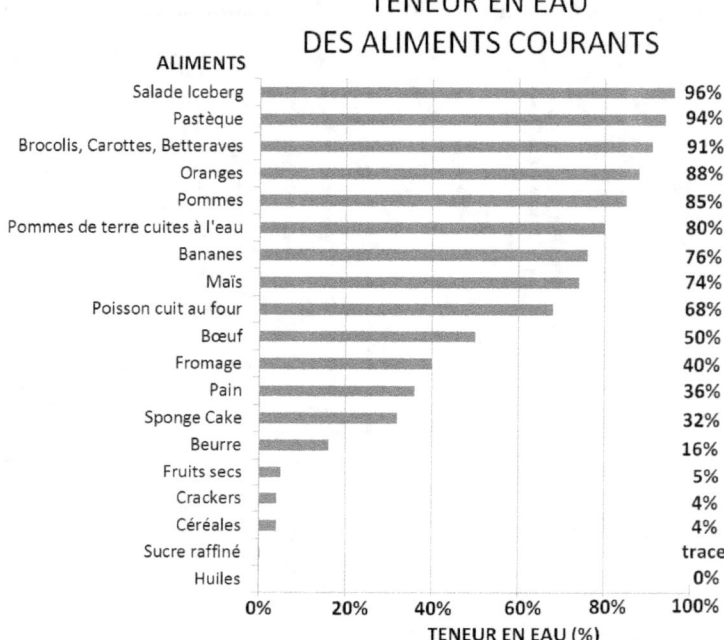

TENEUR EN EAU
DES ALIMENTS COURANTS

ALIMENTS	TENEUR EN EAU (%)
Salade Iceberg	96%
Pastèque	94%
Brocolis, Carottes, Betteraves	91%
Oranges	88%
Pommes	85%
Pommes de terre cuites à l'eau	80%
Bananes	76%
Maïs	74%
Poisson cuit au four	68%
Bœuf	50%
Fromage	40%
Pain	36%
Sponge Cake	32%
Beurre	16%
Fruits secs	5%
Crackers	4%
Céréales	4%
Sucre raffiné	trace
Huiles	0%

II.6- Testez-Vous: Combien D'Eau Et D'Aliments Vivants Consommez-Vous?

1- Notez tout ce qui est passé par votre bouche dans les dernières 24h:

_____

_____

_____

_____

_____

_____

_____

_____

_____

_____

_____

_____

_____

_____

_____

RÉGIME ALIMENTAIRE D'UN HOMME SEUL: 36 HEURES DE GASTRONOMIE

1 Milky Way
1 Pizza au bœuf haché
1 Big Mac
1 Canard roti
3 Bols de céréales froides avec du lait écrémé
3 Poires
3 Melons
1 Plat de Pâtes
1 Paquet de Popcorn comme au cinéma
2 Madeleines
10 Boissons pétillantes
1 Sandwich au jambon

2- Regardez la liste de tout ce qui est passé par votre bouche au cours des dernières 24h. Quel pourcentage de votre régime est composé d'aliments riches en eau?

_____

_____

_____

_____

_____

_____

_____

_____

_____

_____

_____

_____

_____

_____

****

CHAQUE FOIS QUE VOUS VOUS APPRÊTEZ À MANGER
QUELQUE CHOSE, POSEZ-VOUS LA QUESTION:
"CET ALIMENT VA-T-IL ME PURIFIER... OU M'ENCRASSER?"

****

3- Citez quelques-uns des aliments riches en eau que vous appréciez:

_____

_____

_____

_____

_____

_____

_____

_____

_____

_____

_____

_____

_____

_____

(Vous pouvez pour cela vous inspirer de l'histogramme 'Teneur en eau des aliments courants' au II.5).

II.7- Résumé

70% au moins de votre régime alimentaire devrait être constitué d'aliments riches en eau.

C'est ce qui permet à votre corps de s'auto-purifier. Si vous consommez moins de 70% d'aliments riches en eau, vous encrassez votre corps, au lieu de le purifier.

La régime alimentaire typique, en Amérique, en Europe, en Asie, en Australie etc., composé de 15% seulement d'aliments riches en eau est du suicide!

'L'eau est mère de la vigne, médecin de la fontaine de fécondité, parure et fraîcheur du monde.'
Charles Mackay, Les dionysiaques

III- LE POUVOIR DES HUILES ESSENTIELLES

Ce chapitre traite du pouvoir des matières grasses. Nous vivons dans une société où les médias nous bombardent sans cesse de messages sur des produits destinés à éliminer toute graisse de notre alimentation.

Il existe une liste infinie de produits "light": des biscuits sucrés ou salés, cakes ou pains, aux pâtes, sauces pour salade et autres chips, en passant par les barres de céréales.

Pour autant, peu de gens réalisent qu'éliminer complètement les graisses de notre alimentation est la pire des choses à faire!

En vérité, les matières grasses sont très importantes dans notre alimentation et pour notre santé; le secret est de savoir quelles graisses sont bonnes et quelles graisses peuvent tuer.

Les acides gras essentiels sont des graisses saines ou assainissantes: chaque cellule de notre corps en a besoin pour fonctionner, particulièrement notre cerveau qui est composé à 60% de graisses.

Ces bonnes graisses sont les acides gras essentiels: Oméga-3 et Oméga-6. Votre corps en a besoin pour survivre. Sans elles, la membrane lipidique entourant vos cellules commence à se désintégrer.

III.1- 12 Raisons Pour Lesquelles Les Acides Gras Essentiels Sont Importants Pour Une Vie Saine

1- Ils contribuent à de nombreuses fonctions vitales dans les cellules, les tissus et les organes. Ils augmentent l'oxydation et le métabolisme de base. L'énergie et la résistance augmentent et le temps de récupération diminue.

2- Soins de la peau: En plus de faire la peau douce et soyeuse, ils aident à réduire l'acné, le psoriasis et l'eczéma.

3- Digestion: ils aident à prévenir la porosité intestinale qui peut causer des allergies, des inflammations et des problèmes d'auto-immunité.

4- Dans le système cardio-vasculaire, ils sont nécessaires pour transporter le cholestérol, les triglycérides courts, réduire l'adhérence des plaquettes et diminuer la pression artérielle.

5- Ils améliorent l'humeur, allègent la dépression et améliorent notre capacité à gérer le stress. Des niveaux de stress élevés provoquent hypertension, rétention d'eau, inflammation et formation de caillots sanguins.

6- Ils régularisent les battements cardiaques et préviennent les anomalies du rythme cardiaque (arythmie) qui peuvent mener à une crise cardiaque.

7- Les personnes et animaux en surcharge pondérale en bénéficient directement parce que leurs reins évacuent l'eau en excès.

8- Dans le système immunitaire, ils protègent l'intégrité de l'ADN. Ils ne constituent pas un traitement pour les personnes ou les animaux atteints de cancer, mais ils sont très bénéfiques. Les graisses sont un adjuvant nutritionnel des systèmes immunitaire et cardio-vasculaire.

9- Les personnes souffrant d'arthrose et de polyarthrite rhumatismale font état d'une diminution de l'inflammation.

10- Ils participent à l'acheminement des minéraux dans le corps.

11- Le cerveau ne peut pas fonctionner sans eux.

12- Les recherches ont montré que l'enfant à naître puise dans le corps de sa mère des quantités substantielles d'acides gras essentiels nécessaires pour développer son cerveau.

III.2- Les Meilleures Sources D'Huiles Essentielles

Les produits suivants sont uniquement conseillés pour leur qualité et ne comportent aucun lien d'affiliation comme vous pouvez le constater par vous-mêmes.

Vous êtes bien entendu libres de les choisir ou d'en sélectionner d'autres qui vous correspondraient mieux.

1- Twinlab Krill Oil

Ce produit de la mer offre tous les avantages des Oméga-3 et des composés biologiques actifs EPA et DHA. Il contient des antioxydants naturels (Vitamines A et E, Astaxanthine-a, caroténoïdes et flavonoïdes).

L'huile de Krill se présente sous une forme phospholipidique, ce qui permet au corps de l'assimiler facilement.

Le Krill, comme la crevette, est une espèce renouvelable qui est plus bas dans la chaîne alimentaire, ce qui fait qu'elle est relativement peu affectée par les toxines industrielles qui contaminent la plupart des poissons.

Elle peut donc être consommée pratiquement en l'état et ne doit pas être soumise à haute température durant la transformation.

Des études ont montré des résultats positifs dès la prise de 300mg par jour.

Twinlab's Krill Oil (Krill Essentials™) est en vente dans la plupart des magasins d'alimentation naturelle et/ou de vitamines. Chaque capsule contient 72mg d'Oméga-3.

2- Udo's Choice Oil Blend

Udo's Choice Ultimate Oil Blend est un mélange spécial d'huiles essentielles, non raffinées. Il contient des huiles de lin, de sésame et de tournesol fraîches et certifiées bio, ainsi que des huiles de germes de blé, de riz et d'avoine.

Ce mélange d'huiles est également riche en lécithine (l'élément constitutif des membranes cellulaires saines), en triglycérides à chaîne moyenne (les MCT sont faciles à digérer et à assimiler et sont utilisés comme source d'énergie), et en vitamine E pour améliorer la durée de vie du produit et pour protéger le corps des radicaux libres.

L'huile Udo's Choice est naturelle et non-raffinée et elle contient un mélange idéalement équilibré d'acides gras essentiels Oméga-3 (alpha-linoléique) et Oméga-6 (linoléique). Ces acides gras sont essentiels pour la survie, mais ils ne peuvent être crées par le corps et doivent provenir de l'alimentation.

Des études ont montré que l'alimentation occidentale traditionnelle est trop pauvre en Oméga-3. Pour autant, trop d'Oméga-3 ou d'Oméga-6 peut causer certains dysfonctionnements. Udo's Choice Oil Blend a été conçu pour réunir dans un seul produit, les deux acides gras dans les bonnes quantités: un ratio de 2 Oméga-3 pour 1 Oméga-6.

La meilleure manière d'absorber cette huile est d'en boire un petit verre ou de la verser sur votre salade ou sur les autres aliments après les avoir préparés. Udo's Oil ne doit jamais être chauffée et doit être conservée au réfrigérateur.

****

<u>QUANTITÉ SUGGÉRÉE:</u> PRENEZ 1 CUILLÈRE À SOUPE PAR 25 KG DE POIDS CORPOREL CHAQUE JOUR. SI VOUS PESEZ 75 KILOS, PAR EXEMPLE, VOUS POURRIEZ PRENDRE 3 CUILLÈRES À SOUPE PAR JOUR.

****

IV- LE POUVOIR DE L'ALCALINITÉ: PASSEZ AU VERT!

Lorsque nous sommes en déséquilibre et que nous manquons d'énergie, nous connaissons toute une série de problèmes, comme le stress, la fatigue, la dépression et la maladie.

Pour rester en bonne santé, il est essentiel que la composition chimique du sang soit équilibrée et que le ratio d'aliments acides et alcalins dans votre régime alimentaire soit adéquat.

En fait, un excès d'acidité dans les tissus est cause de différents types de changements d'état de santé allant de la léthargie et la fatigue, à l'obésité et à des problèmes de santé ou des maladies bien plus graves.

Une des grandes priorités de notre corps est de s'assurer que l'alcalinité reste à un niveau suffisant pour garantir la vie cellulaire.

A la base, des mécanismes de régulation comme la respiration, la circulation, la digestion et la production hormonale équilibrent le pH du corps en éliminant les résidus acides contenus dans les tissus.

Si le pH devient trop acide ou trop alcalin, les cellules sont empoisonnées par leurs propres déchets toxiques et elles meurent.

L'ÉCHELLE DU pH:

Cette échelle mesure le degré d'acidité ou d'alcalinité d'une substance. pH signifie "Potentiel d'Hydrogène". Les acides ont un pH inférieur à 7, et les alcalins ont un pH supérieur à 7. Lorsqu'une substance a un pH de 7, elle est neutre: ni acide, ni alcaline.

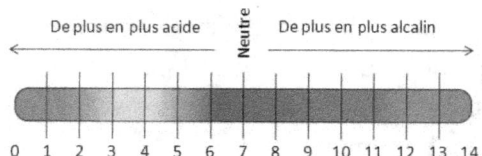

Les différents tissus du corps doivent maintenir un pH différent pour nourrir la vie.

Le sang et la plupart des tissus doivent rester légèrement alcalins, tandis que l'urine, la salive et l'appareil digestif doivent être légèrement acides.

En fait, le sang ne peut tolérer que de légères fluctuations de son pH pour rester sain.

Pourtant, le plus important, c'est la réserve d'alcalis constituée par le corps (composée d'éléments comme le bicarbonate de soude) qui est entreposée pour pouvoir, au besoin, neutraliser un excès d'acide dans le corps.

Si le corps devient trop acide ou épuise ses réserves d'alcalis, les cellules commenceront à s'affaiblir et à se diviser, et les fonctions du corps seront compromises.

IV.1- Conséquences d'Un pH Déséquilibré/Hyper Acide

1- Si vous êtes trop gros, vous n'avez probablement pas un problème de 'gras', mais un problème d'acidité! L'excès d'acidité dans le corps, ou acidose, a deux conséquences: d'abord, il risque d'inciter le corps à produire plus d'insuline et donc, à stocker davantage les graisses. Ensuite, les cellules constamment sous pression pour produire plus d'insuline, se diviseront.

2- Une trop grande acidité réduit l'affinité pour l'oxygène et l'hémoglobine dans votre sang. Lorsque l'apport en oxygène vers les cellules diminue, toutes les fonctions du corps sont en danger.

3- La dégradation de la paroi et de la membrane cellulaire par les radicaux libres s'accélère. Cela a pour conséquences le vieillissement prématuré, les problèmes de vue et de mémoire, les rides, les tâches de vieillesse, les dérèglements hormonaux, etc.

4- Quand le plasma sanguin devient plus acide, il agit comme un agent chimique irritant qui attaque lentement et dévore les tissus musculaires mous sur la paroi interne des artères et des veines, affaiblissant ainsi leur composition structurelle et causant une tension irrégulière.

5- Il devient plus difficile de contrôler l'hypertension artérielle due à la surcharge de travail du cœur.

6- L'acidose perturbe le métabolisme normal des acides gras et des lipides, ce qui cause des problèmes neurologiques et des déséquilibres hormonaux dans le système endocrinien pouvant accroître la probabilité de troubles et d'infections urinaires.

7- L'acidité augmente la probabilité de mutations cellulaires.

8- L'activité électrolytique normale est affectée par un environnement hyper acide.

9- L'accès du corps à ses réserves d'énergie diminue parce que le métabolisme cellulaire et corporel normal est inhibé.

10- Un pH acide permet au cholestérol de s'allier aux métaux lourds et aux autres débris cellulaires, et accélère ainsi le développement de plaques dans le réseau vasculaire.

IV.2- Amusez-Vous Et Faites Simple

1- Mettez du citron dans l'eau que vous buvez toute la journée.

2- Utilisez du citron et un peu de très bon sel (sel de l'Himalaya ou sel marin Celtic) dans la vinaigrette. Ou préparez votre propre vinaigrette avec les recettes de votre magasin naturel (huile de lin, jus de citron, acides aminés Bragg™, poivre et ail forment une excellent combinaison!)

3- Remplacez le pain blanc et la pâte à pizza au blé par le pain et les pizzas au blé germé.

4- Diversifiez les textures: des tortilla chips avec du guacamole frais, des légumes croquants avec du houmous frais (purée de pois chiches), du pain pita ou des tortillas au blé germé avec de l'avocat, des tomates séchées (qui ajoutent beaucoup de saveur) et un peu de fromage de soja aux épices, de la crème d'amandes sur un toast au blé germé, un velouté de brocolis aux légumes croquants, etc.

5- Ayez toujours une salade fraîche dans le frigo, prête à l'emploi.

6- Utilisez des épices: acides aminés Bragg™, épices Spice Hunter (ou n'importe quelles épices venant d'un magasin d'alimentation naturelle), herbes fraîches, sel marin Celtic, etc.

7- Buvez une à quatre onces (une once équivaut à 29,6 ml) d'herbe de blé par jour. Commencez par moins et augmentez graduellement la quantité. Vous en trouverez dans les magasins d'alimentation naturelle ou dans les bars à jus.

8- Un smoothie frais ou un jus de légumes peut apaiser l'envie de sucré, surtout quand il fait chaud.

Testez de nouveaux mélanges de saveurs et de textures, et surtout: amusez-vous!
Vous pourrez aussi trouver de nombreux livres de recettes excellentes dans les magasins d'alimentation naturelle.

IV.3- Pourquoi l'Herbe De Blé Est-Elle Si Précieuse?

En plus de la chlorophylle, l'herbe de blé apporte les nutriments suivants au corps:

1- Vitamines: L'herbe de blé a une teneur élevée en:

- Vitamine A (croissance osseuse, vue et reproduction)
- Vitamine B (développement du cerveau et du corps, des glandes surrénales, des systèmes nerveux et digestif)
- Vitamine C (préservation de la santé de la peau, des dents, des gencives, des yeux, des muscles et des articulations)
- Vitamine E (aide le cœur et le système reproducteur, la vitamine E est plus facilement absorbée par le corps que les vitamines synthétiques)

2- Minéraux: 92 des 102 minéraux existants dans la terre sont absorbés par l'herbe de blé, dont:

- Le calcium (renforce les os et les dents, régule le rythme cardiaque et aide à équilibrer le pH sanguin)
- Le fer (contribue à la formation des globules rouges et achemine l'oxygène vers les cellules)
- Le sodium (digestion, élimination et régulation des fluides corporels)
- Le potassium (équilibre du corps, tonus musculaire, peau ferme)
- Le magnésium (fonctionnement musculaire et élimination)

3- Acides aminés: L'herbe de blé contient 17 acides aminés, dont les 8 acides aminés essentiels (qui constituent les protéines dans le corps). Il s'agit des 8 acides aminés que notre corps ne peut pas fabriquer et qu'il doit synthétiser à partir des aliments que nous consommons.

4- Enzymes: L'herbe de blé contient beaucoup d'enzymes et elle stimule la production par le corps de ses propres enzymes.

5-L'herbe de blé stimule l'activité péristaltique et conforte le fonctionnement de la thyroïde.

V- LE POUVOIR DE LA NUTRITION OPTIMALE

Même si nous sommes conscients de ce que nous ingérons, nous ne pensons pas toujours au sens ou à l'objectif de cette action.

Pour comprendre l'importance d'une nutrition optimale, nous devons d'abord digérer la raison pour laquelle nous voulons y parvenir.

Pourquoi tenter d'atteindre une nutrition optimale? Que se passera-t-il si nous ne mangeons pas les bons aliments, ou si nous n'absorbons pas les bons nutriments?

Pour comprendre les bases d'une bonne nutrition, il convient de répondre d'abord à quelques questions fondamentales.

V.1- Pourquoi Mangeons-Nous?

1- Pour nous énergiser

Les aliments sont un atout considérable lorsque nous devons gérer nos émotions et constituer des réserves d'énergie pour notre corps. La consommation de nutriments sains peut exhaler ce que vous ressentez et faire ressortir un état d'esprit positif et radieux.

De plus, les bons aliments aident votre corps à fonctionner parfaitement et vous donnent l'énergie dont vous avez besoin pour travailler, vous occuper de votre famille, aller à la gym, etc.

Par contre, si vous mangez mal, vous perdez toute énergie et vous vous sentirez léthargique, mentalement et physiquement.

2- Pour grandir et nous développer

Ce que nous mangeons doit nous aider à réguler et à entretenir les fonctions corporelles. Nous planifions méticuleusement nos besoins alimentaires pour les différentes étapes de la croissance, afin de garantir le bon développement du corps.

3- Pour nous purifier et nous nettoyer

Nous voulons commencer chaque jour avec une ardoise propre, en nous sentant frais et revitalisés. Nos organes doivent être propres afin de fonctionner efficacement et sans entraves. Nous devons également absorber des aliments purifiants pour prendre soin de notre apparence et entretenir notre peau.

4- Pour prévenir et lutter contre la maladie

Pour lutter contre la maladie, nous devons offrir à notre corps un terrain sain.
L'alimentation nous aide à constituer une base solide pour un environnement intérieur fort. De plus, les aliments nous réconfortent et nous aident à traiter une série de maux, des petites douleurs aux maladies mortelles.

5- Pour nourrir notre beauté extérieure

Les nutriments facilitent les fonctions corporelles de base, mais ils contribuent également à notre apparence physique. Une mauvaise alimentation peut nous donner l'air fatigué ou le teint cireux, alors qu'une alimentation saine peut faire briller nos cheveux et faire rayonner notre peau.

6- Pour socialiser et avoir du plaisir

Manger nous permet de nourrir l'être humain qui est en nous, et de nous rapprocher des autres dans différentes occasions sociales. Nous apprenons à partager, à célébrer, à aimer par la nourriture; nous l'utilisons pour réconforter ou pour montrer notre compassion.

Cependant, nous devons être conscients de ses influences négatives et comprendre comment les éviter, pour que manger reste un plaisir.

V.2- Que Donnons-Nous A Notre Corps?

Voici les sept composants des aliments:

Hydrates de carbone, protéines, graisses, vitamines, minéraux, eau, fibres.

1- Graisses (saturées, monoinsaturées, polyinsaturées)

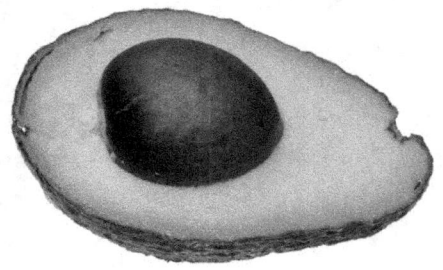

Les graisses sont un concentré d'énergie; elles contribuent à l'absorption des vitamines liposolubles; elles isolent le corps; elles protègent les organes.

Acides gras, glycérol, cholestérol: les graisses provenant des aliments fournissent des acides gras essentiels que le corps ne peut pas fabriquer.

2- Hydrates de carbone (sucres, fibres, féculents)

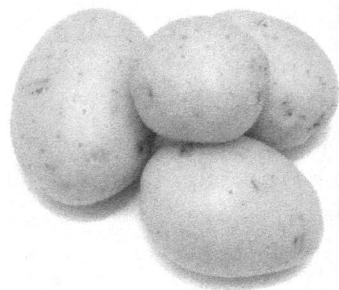

La plupart des hydrates de carbone, qui constituent le carburant essentiel pour notre corps, sont métabolisés en glucose.

Le glucose est la principale source d'énergie pour les cellules. L'excès d'hydrates de carbone est transformé en glycogène qui est entreposé dans le foie et les muscles.

3- <u>Protéines (animales, végétales)</u>

Les protéines sont les blocs de construction des cellules, elles sont aussi connues sous le nom d'acides aminés (20 au total, 10 essentiels).

Ils préservent les cellules des muscles, des tendons et des ligaments.

Le foie convertit les acides aminés en une forme d'hydrate de carbone lorsque le stock de glycogène est presque épuisé.

4- <u>Eau, Vitamines, Minéraux</u>

Ces composants sont également nécessaires pour préserver les fonctions corporelles.

****

L'objectif quotidien est de consommer les aliments qui vont contribuer au mieux à ces fonctions.

Mais notre objectif à nous n'est pas seulement de vous fournir ce savoir, mais bien de nourrir votre corps et votre esprit de cette information qui vous rendra plus fort et vous mènera à un niveau de bien-être supérieur.

V.3- Les Sept Règles Pour Manger Sainement

1- Buvez de l'eau avant et après les repas, jamais pendant.

Boire avant le repas va vous remplir l'estomac et vous empêcher de trop manger. De plus, en vous abstenant de boire de l'eau, vous pourrez respirer correctement, ce qui facilitera la digestion.

Buvez de l'eau 30 minutes avant de manger et ne buvez pas d'eau 10 (idéalement 30) minutes avant ou après un repas.

2- Combinez correctement les aliments.

Il est important de combiner correctement les aliments pour bien digérer les nutriments qu'ils contiennent. Une mauvaise combinaison des aliments va peser inutilement sur le système digestif. Les conséquences sont, entre autres:

- Digestion différée. Les aliments ne sont pas convertis en nutriments, ce qui ne nous permet pas de bénéficier des acides aminés, des vitamines et des minéraux qu'ils contiennent.

- Toxines nocives. Ces poisons se fixent dans les cellules et les tissus de notre corps, empêchant une bonne élimination par les organes.

- "Allergies alimentaires". On a souvent tendance à confondre l'inconfort qui suit les repas avec des allergies alimentaires, alors qu'il s'agit simplement du résultat de mauvaises associations alimentaires.

- Maux plus graves. Une mauvaise combinaison des aliments pendant une période prolongée peut affaiblir le corps et mener à des problèmes plus sérieux.

Cependant, si nous combinons bien nos aliments, les organes digestifs continueront à remplir leur fonction normale, et les aliments pourront être correctement digérés. De plus, nous consommerons moins d'énergie pour digérer, ce qui nous permettra d'absorber davantage de nutriments qui nous donneront de l'énergie.

À MÉDITER...

D'après l'association Alimentaire Américaine, voici les portions idéales:

> 1- Une portion de pâtes de la taille d'une balle de tennis
> 2- Une demi-portion de légumes de la taille d'une ampoule
> 3- Une petite pomme de terre au four de la taille d'une souris

RUMINEZ CE QUI SUIT:

La digestion est altérée par la consommation de condiments, de vinaigre, d'alcool, de tabac, de boissons sucrées, de thé, de café et de boissons glacées.

****

PRINCIPES DES ASSOCIATIONS ALIMENTAIRES

(Source: Food Combining Made Easy, Herbert Shelton, M.D.)

Votre régime alimentaire doit être composé à 70% d'aliments alcalins, riches en eau, et ces aliments ne peuvent êtres combinés qu'avec un aliment concentré (c'est-à-dire qui ne contient pas beaucoup d'eau, comme de la viande, une pomme de terre au four ou du poisson).

1. Toujours dissocier les protéines et les hydrates de carbone.
2. Une salade verte peut être combinée avec des protéines, des hydrates de carbone ou des lipides.
3. Toujours manger les fruits seuls.
4. Les graisses inhibent le processus de digestion des protéines. Si vous consommez des matières grasses avec des protéines, mangez aussi une salade de légumes variés pour contrebalancer l'effet inhibiteur.
5. Ne buvez jamais pendant ou immédiatement après les repas.

****

3- Soyez détendu quand vous mangez.

- Eliminez toute distraction, y compris la télévision et l'Internet.
- Restez calme. Les repas devraient être un moment paisible pour apprécier et profiter pleinement de la compagnie et de ce que vous avez dans votre assiette.
- Tout le monde doit être assis et à l'aise; dressez la table sans rien oublier.
- Mâchez lentement, et faites de petites bouchées.

4- Mangez des quantités raisonnables.

Entre autres, les Américains ont une idée des portions complètement faussée. Les portions servies généralement dans les restaurants sont disproportionnées: la moitié suffirait amplement. Si vous avez préparé trop pour le dîner, gardez ce qui reste pour le déjeuner du lendemain.

Mangez moins...Pour pouvoir manger plus.

Après avoir déterminé un régime alimentaire sain, vous pourriez également décider de réduire l'apport calorique.

Le Dr Roy Walford, un partisan de la restriction calorique qui a participé au projet Biosphère 2, recommande de limiter votre apport journalier pour vivre plus longtemps.

D'après lui, un régime pauvre en graisses et en calories, mais riche en nutriments peut vous faire vivre plus longtemps et augmenter votre résistance aux maladies.

5- Mangez bio.

Mangez toujours des aliments sans pesticides, antibiotiques ou hormones de croissance. Les produits étiquetés "bio" ont été approuvés par l'USDA, qui vérifie que les exploitations agricoles respectent les normes adoptées par le gouvernement (y compris celles visant à promouvoir les ressources renouvelables).

Il était parfois difficile d'acheter des produits bio il y a quelques années, mais on en trouve aujourd'hui partout. Même la petite épicerie du coin est susceptible d'avoir une étagère (voire tout un rayon) avec des produits naturels.

Vous avez peut-être même de petits supermarchés de produits naturels, frais et bio près de chez vous, voire même des marchés bio.

6- Le timing fait toute la différence: mangez de petites quantités toutes les 3 heures.

7- Ajoutez des compléments à votre alimentation si nécessaire.

V.4- Tableau Des Combinaisons Alimentaires

Ce tableau logique ci-après vous montre comment une combinaison adéquate d'aliments frais et sains contribue à une digestion et à une énergie, tout en renforçant votre corps.

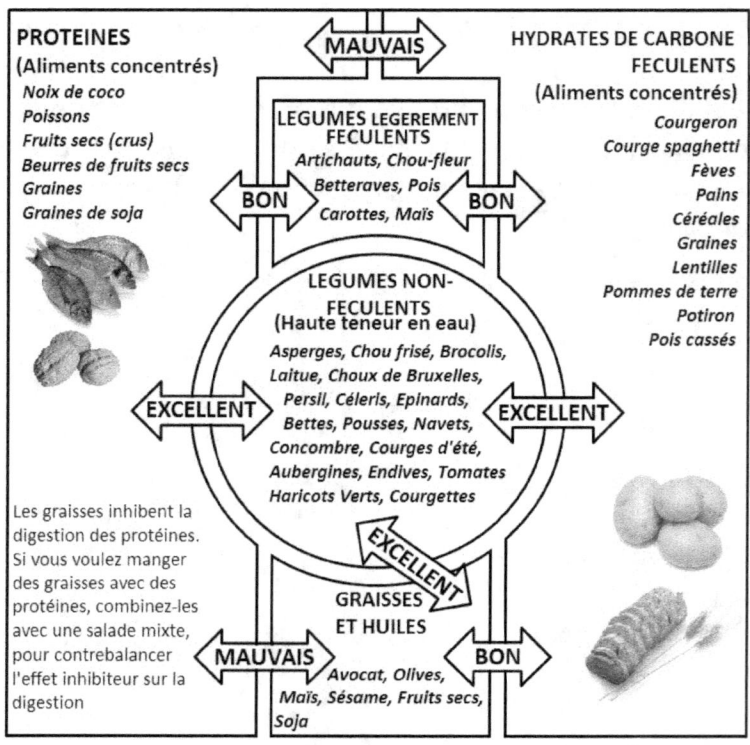

PROTEINES
(Aliments concentrés)
Noix de coco
Poissons
Fruits secs (crus)
Beurres de fruits secs
Graines
Graines de soja

MAUVAIS

HYDRATES DE CARBONE
FECULENTS
(Aliments concentrés)
Courgeron
Courge spaghetti
Fèves
Pains
Céréales
Graines
Lentilles
Pommes de terre
Potiron
Pois cassés

LEGUMES LEGEREMENT FECULENTS
Artichauts, Chou-fleur
Betteraves, Pois
Carottes, Maïs

BON **BON**

LEGUMES NON-FECULENTS
(Haute teneur en eau)
Asperges, Chou frisé, Brocolis,
Laitue, Choux de Bruxelles,
Persil, Céleris, Epinards,
Bettes, Pousses, Navets,
Concombre, Courges d'été,
Aubergines, Endives, Tomates
Haricots Verts, Courgettes

EXCELLENT **EXCELLENT**

EXCELLENT

Les graisses inhibent la digestion des protéines. Si vous voulez manger des graisses avec des protéines, combinez-les avec une salade mixte, pour contrebalancer l'effet inhibiteur sur la digestion

GRAISSES ET HUILES
Avocat, Olives,
Maïs, Sésame, Fruits secs,
Soja

MAUVAIS **BON**

FRUITS				
DOUX	**MELON**	**SUBACIDES**	**ACIDES**	1. Doivent toujours être consommés seuls.
Bananes	*Cantaloup*	*Mûres*	*Pomme*	2. Les melons doivent être consommés seuls (ou être mélangés avec des fruits acides ou subacides).
Dattes	*Melon d'Espagne*	*Citron*	*Cerises*	
Fruits séchés	*Pastèque*	*Orange*	*Pêche*	3. Les fruits doux doivent être consommés après un autre fruit.

V.5- La Pyramide Alimentaire Idéale

L'information véhiculée par la pyramide alimentaire traditionnelle, présentée depuis des décennies par l'USDA, est archaïque et fausse.

La pyramide est centrée sur les hydrates de carbones (pour lesquels elle recommande 6 à 11 parts), et elle conseille également 2 à 3 parts de viande et de produits laitiers par jour. Soit, le remède idéal pour encrasser votre organisme.

La version la plus récente, qui a pourtant été améliorée, ne corrige pas les défauts d'une alimentation basée sur la consommation de produits d'origine animale.

La pyramide alimentaire idéale met en exergue, selon Anthony Robbins, une alimentation principalement végétarienne, comprenant des aliments riches en eau, comme les fruits et les légumes. Ces aliments purifiants devraient constituer l'essentiel de votre alimentation.

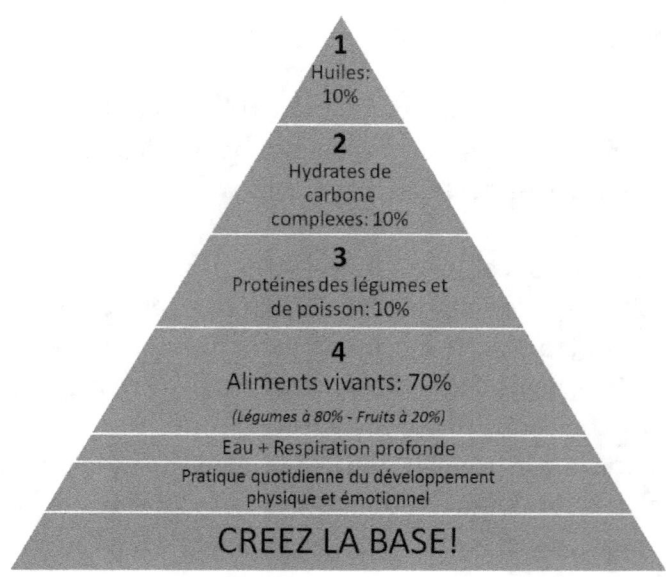

Pyramide:

1
Huiles:
10%

2
Hydrates de
carbone
complexes: 10%

3
Protéines des légumes et
de poisson: 10%

4
Aliments vivants: 70%

(Légumes à 80% - Fruits à 20%)

Eau + Respiration profonde

Pratique quotidienne du développement
physique et émotionnel

CREEZ LA BASE!

1- HUILES: 10%

Olives, lin, Oméga-3 et Oméga-6, Udo's Oil, huile d'olive, avocats (ne chauffez pas les huiles pressées à froid).

Les bonnes graisses neutralisent les acides qui attaquent la membrane cellulaire et réduisent les graisses saturées dans le sang.

2- HYDRATES DE CARBONE COMPLEXES: 10%

Idéalement, céréales complètes non stockées comme le riz basmati et le riz au jasmin, le sarrasin, le quinoa, le millet, l'épeautre, le kamut, les pains sans levain et les nouilles.

Les céréales fournissent en effet les fibres qui diminuent la toxicité.

3- PROTÉINES DES LÉGUMES ET DE POISSON: 10%

Fruits secs, graines et légumineuses, amandes, noix du Brésil, noisettes, lentilles, pignons, graines de potiron, graines de tournesol.

Idéalement pour les poissons, choisir des poissons d'eaux profondes, comme le saumon, le thon, l'elbot, le thon albacore, l'espadon, le vivaneau.

Les protéines contribuent au renforcement cellulaire.

4- ALIMENTS VIVANTS: 70%

Composés à 80% de légumes: Asperges, brocolis, carottes, épinards, poivron vert, céleri, concombre, laitue, germes, herbes de blé et herbes fraîches.

Les légumes sont une excellente source de vitamines, de minéraux, de phytonutriments, d'antioxydants et de fibres.

Composés à 20% de fruits:

Idéalement, fruits peu sucrés non acides, comme l'avocat, le citron, le citron vert, la tomate, le pamplemousse.

Lorsque le corps est équilibré, les fruits constituent un excellent aliment vivant. A consommer avec modération et seulement sur un estomac vide.

V.6- Les Compléments Sont Utiles: 3 Niveaux Pour Optimiser Votre Vie

Même si, idéalement, nous essayons d'obtenir les nutriments de qualité dont nous avons besoin à partir des aliments que nous consommons, il arrive qu'il soit nécessaire de trouver ailleurs ce qui permettra de répondre aux besoins de notre corps.

C'est ainsi que nous prenons parfois des compléments pour compenser nos carences alimentaires. Ces nutriments nous aident dans une large mesure comme les aliments: ils nous aident à grandir, gardent notre corps et notre esprit alertes, contribuent à développer la résistance aux infections, et bien d'autres choses encore.

Le Journal de l'Association Médicale Américaine explique:

'Il est prouvé que des niveaux sous-optimaux de vitamines, bien supérieurs à ceux qui causent des syndromes de carence, sont associés à un risque accru de maladies chroniques, dont des maladies cardiovasculaires, le cancer et l'ostéoporose.'

Dans un commentaire clinique, il est noté qu'une 'grande partie de la population' consomme une quantité de vitamines qui est loin d'être optimale, ce qui accroît le risque de contracter des maladies. Et d'ajouter: 'Il paraît prudent pour tous les adultes de prendre des compléments vitaminés.'
(Source: Journal of the American Medical Association Recent Articles Juin 2002)

****

BEAUCOUP DE COMPLÉMENTS ALIMENTAIRES PEUVENT ÊTRE ESSENTIELS POUR VOTRE VIE. ILS PEUVENT ÊTRE PRIS EN COMPTE À TROIS NIVEAUX:

1. Créer la base: Arrêter l'empoisonnement et donner au corps ce dont il a besoin.
7 compléments alimentaires doivent être intégrés à votre alimentation pour créer la base au quotidien.

2. Se remettre en question et évoluer: nettoyer et détoxifier votre corps.
La seconde famille des compléments que nous allons examiner est celle des compléments à consommer en cas de cure de nettoyage de l'organisme, afin de maintenir la vitalité de notre corps en éliminant les toxines accumulées en raison de notre environnement et de notre style de vie.

3. Célébrer et récompenser: expériences de vie spécifiques.
La troisième famille de compléments est à prendre en fonction d'objectifs ponctuels spécifiques et/ou d'étapes de vie.
****

1. Créer la base: Arrêter l'empoisonnement et donner au corps ce dont il a besoin.

Pour créer la base et être en bonne santé, vous devez arrêter l'empoisonnement et mettre un terme aux mauvaises habitudes qui vont à l'encontre d'une vie pleine d'énergie et de vitalité.

N'oubliez pas que, même si vous ne vous sentez pas mal, la santé n'est pas l'absence de maladie, mais bien le fait de vivre au sommet de sa forme. En outre, pour être équilibré et créer une base solide, vous devez donner à votre corps les éléments fondamentaux dont il a besoin sous forme de compléments alimentaires.

7 NUTRIMENTS ESSENTIELS POUR COMPLÉTER VOTRE ALIMENTATION.

Pour jouir d'une santé extraordinaire, il pourrait être utile d'intégrer à votre régime quotidien sept rituels fondamentaux:

1- Les légumes verts
Les légumes verts sont alcalinisants, ils nettoient et revitalisent le corps.

2- Les enzymes digestives
Si nous n'arrivons pas à assimiler les nutriments, nous ne pourrons pas profiter pleinement de ce que nous mangeons. Les enzymes digestives nous permettent de digérer les aliments plus efficacement. Elles peuvent

également soulager les symptômes associés aux aigreurs d'estomac, aux colopathies fonctionnelles ou à d'autres troubles digestifs.

3- Les huiles

Equilibrez votre alimentation avec des acides gras essentiels et des produits comme l'huile Udo's Perfect Blend Oil ou l'huile de Krill. Udo's Perfect Blend Oil et Twin Lab's Krill Essentials fournissent des acides gras naturels au pouvoir revitalisant et énergisant, et sont à recommander.

4- L'acidophilus

Dans une société où on trouve désormais une pléthore de produits anti-bactériens, nous ne réalisons pas toujours combien les "bonnes" bactéries éliminées par ces produits sont bienfaisantes et nécessaires.

L'Acidophilus remplace ces bactéries utiles et nous aide à atteindre le bon équilibre entre les bactéries utiles et celles qui sont novices pour notre corps.

5- Les antioxydants

Nous comptons sur des vitamines comme les vitamines C et E pour activer nos défenses contre les radicaux libres qui causent le vieillissement cellulaire. Ces compléments peuvent également contribuer à prévenir le cancer, les maladies cardio-vasculaires et d'autres maladies chroniques.

6- Multivitamines - "Une par jour"

La cuisson et la transformation des aliments tuent souvent les nutriments qu'ils contiennent et nous obligent à prendre des compléments alimentaires.

Les multivitamines nous fournissent les vitamines et minéraux essentiels dont nous avons besoin, mais que nous ne pouvons pas trouver dans notre alimentation.

7- Compléments spécifiques

Vous aurez peut-être besoin d'aliments nutraceutiques complémentaires si vous vous entraînez avec des poids ou si vous êtes enceinte, par exemple. Si vous souffrez d'arthrose, de mal de dos ou d'autres maux, il existe un grand nombre de compléments qui peuvent soulager vos symptômes.

2. Se remettre en question et évoluer: nettoyer et détoxifier votre corps.

Avec une bonne base, vous avez les ressources nécessaires pour faire face aux difficultés et les utiliser pour évoluer et devenir plus fort. Le secret d'une santé et d'une énergie durables et éclatantes est de prendre régulièrement le temps de nettoyer et de détoxifier notre corps.

En plus de constituer une base solide pour mettre fin à l'empoisonnement, vous devez nettoyer votre corps des poisons que vous avez déjà ingérés.

Une alimentation et un style de vie hyper acides permettent aux micro-organismes (levures, moisissures, champignons, etc.) dans le système sanguin de proliférer et de produire leurs propres déchets (les mycotoxines), qui augmentent la toxicité de votre organisme.

C'est pourquoi <u>il est idéal de faire une cure détoxifiante au moins une ou deux fois par an pour dépolluer votre corps</u>.

Vous pouvez également purifier et nettoyer votre corps grâce à des compléments alimentaires disponibles dans les magasins d'alimentation naturelle ou diététique.

3. Célébrer et récompenser: expériences de vie spécifiques.

Enfin, vous devez vous féliciter, vous récompenser et vous programmer pour gagner. Dans ce voyage vers la santé parfaite, il est important de célébrer ce sentiment extraordinaire de s'être fixé de nouveaux objectifs vers la vitalité.

Avez-vous toujours rêvé d'escalader une montagne, de finir un triathlon, de faire du snowboard ou de battre un de vos records personnels?

Quand on atteint ce niveau ultime d'efficacité, il est important de le célébrer.
Selon la situation, l'objectif et le résultat attendu, il pourrait être utile de prendre des nutraceutiques supplémentaires.

Il existe toute une gamme de compléments qui peuvent vous être utiles pour renforcer et améliorer le fonctionnement de votre organisme si vous vous entraînez avec des poids, que vous êtes enceinte, que vous avez des problèmes cardiaques ou que vous souffrez d'arthrose, de douleurs dorsales ou d'autres affections.

Beaucoup de produits sont disponibles dans différentes marques dans les magasins d'alimentation naturelle ou diététique.

Préférez des compléments d'origine naturelle extraits d'aliments réels. En effet, les compléments synthétiques sont plus difficiles à absorber et à assimiler pour le corps.

Sélectionnez des produits qui ne contiennent pas de liants ou d'ingrédients de remplissage, car ceux-ci peuvent aussi influencer négativement le processus de digestion.

Rappelez-vous que les compléments s'ajoutent aux fruits, légumes et céréales complètes contenues dans votre alimentation et qu'ils ne les remplacent pas.

Les antioxydants, multivitamines et autres, sont là pour renforcer encore le régime alimentaire sain que vous avez mis en place, pour vous nourrir de manière optimale.

V.7- Les Menus Idéaux Repas Par Repas: Petit-Déjeuner

LE MATIN, ROMPEZ LE JEÛNE.

Commencez bien la journée avec des légumes verts et/ou des jus d'aliments alcalinisants.

Au réveil, il faut détoxifier, pas encrasser. Par exemple, essayez le bouillon de légumes ou des jus de fruits peu sucrés.

LUNDI	Brocolis vapeur à l'huile d'olive et au jus de citron	Soupe Miso, épinards et légumes verts au jus de citron et de citron vert assaisonnés d'huile Udo's Choice Perfect Oil Blend
MARDI	Toast de pain au blé germé avec avocat, tomate et assaisonnement (par ex., Mrs Dash®)	Jus de légumes (mélange de carottes, céléri, persil et herbe de blé)
MERCREDI	Bouillon de légumes grillés (courgette en dés et potiron jaune), salade verte aux nouilles croustillantes et petits pois	Riz Basmati avec des tranches d'avocat et de tomate au jus de citron
JEUDI	Salade de tomates, de concombre et d'avocat à l'huile d'olive et au jus de citron	Mélange de melon frais et/ou de pamplemousse (après 30 jours de vie saine et de détoxification et uniquement sur un estomac vide)
VENDREDI	Brocolis sautés à l'huile de sésame, acides aminés Bragg Liquid Aminos, poudre chinoise des 5 épices, graines de sésame	Riz Basmati aux brocolis et chou-fleur, assaisonné d'huile d'olive et de vrai sel et poivre
SAMEDI	Légumes sautés et pommes paillassons aux poivrons verts et oignons	Jus de légumes (mélange de céléri, concombre, persil et épinards) et salade de tomates, concombre et avocat à l'huile d'olive et au citron
DIMANCHE	Brocolis vapeur à l'huile d'olive et au jus de citron, épices et graines de sésame	Soupe Miso et salade de concombre, tomate et avocat

63

CONTRE LES RIDES, ESSAYEZ CE QUI SUIT...

Au lieu d'utiliser des crèmes et soins hors de prix, voyez la nutrition comme un moyen d'éloigner les rides.

Des études ont montré que la consommation de céréales complètes, de fruits, légumes, légumineuses et acides gras Oméga-3 peut aider la peau à rester jeune et saine.

Choisissez des aliments riches en lycopène, un antioxydant qu'on trouve dans beaucoup de fruits rouges et de légumes (en particulier dans la pastèque et le pamplemousse rose); en bêta-carotène, une forme de vitamine A (on la trouve dans les aliments rouges, oranges et jaunes, comme les abricots, les mangues et les patates douces); et en vitamine B (qu'on trouve dans le yaourt, les pois chiches, les champignons et les lentilles).

V.8- Les Menus Idéaux Repas Par Repas: Déjeuner

SI VOUS VOULEZ MANGER DES ALIMENTS QUI VONT
ENCRASSER VOTRE ORGANISME, COMME LA VIANDE OU LE
SUCRE, C'EST LE BON MOMENT POUR LE FAIRE.

Vous donnerez ainsi à votre corps la possibilité de digérer
et de se détoxifier pendant le restant de la journée.

LUNDI	Crêpe (wrap) de légumes (tortilla germée aux poivrons, légumes crus, tomates séchées, amandes, etc.)	Courgette grillée, poivrons, chou-fleur et brocolis sur du millet
MARDI	Burger de thon sur un pain de blé germé avec une salade de tomates fraîches, de laitue et de légumes verts	Aubergine grillée sur focaccia au blé complet avec poivrons rôtis au pesto et potage tomates-épinards
MERCREDI	Salade chaude d'épinards avec falafel	Salade finement hachée (salade romaine finement ciselée, tomates, concombre, pignons, tomates séchées, fines herbes, huile d'olive et basilic)
JEUDI	Crêpe de légumes grillés avec houmous et taboulé	Salade niçoise (thon, pommes de terre à peau rouge, haricots verts, olives, laitue romaine, vinaigrette au citron)
VENDREDI	Soupe de lentilles avec salade de légumes et crackers sans levure	Tortilla de poisson (elbot, légumes, guacamole et sauce tomate)
SAMEDI	Burger de légumes sur un pain au blé germé avec avocat, laitue, tomate et frites de patates douces	Potage carottes/ gingembre avec salade de courgettes (courgettes, salade romaine et salade de chêne, radis et oignons, vinaigrette à l'ail, huile de lin et sel)
DIMANCHE	Chili végétarien et potiron jaune	Crêpe aux légumes et houmous dans un pain pita.

ET SI ON S'AMUSAIT?

Quelques idées délicieuses et amusantes pour le déjeuner à emporter ou le goûter:

- Mini rouleaux de tortilla au houmous et légumes.

- Sachets prêts à consommer de salade d'épinards, carottes, concombres et noix au citron.

- Céleri coupé à tremper dans un petit pot de beurre d'amandes.

V.9- Les Menus Idéaux Repas Par Repas: Dîner

MANGEZ PLUSIEURS HEURES AVANT D'ALLER VOUS COUCHER

Le sommeil doit être un état de repos; votre corps ne devrait pas avoir à faire des heures supplémentaires la nuit pour digérer ce que vous avez mangé (synonyme de nuit agitée pour vous). Ne mangez pas d'aliments cuits, tard le soir, préférez un repas léger composé d'aliments frais et vivants (faciles à digérer).

LUNDI	Elbot grillé avec une sauce au pesto, salade d'asperges, de tomates, de concombre et d'avocat	Curry de tofu et de légumes (poivrons, carottes, brocolis, chou-fleur, oignons, ail, etc.) au riz sauvage
MARDI	Saumon grillé, salade d'asperges et épinards, cheesecake de tofu au citron	Velouté de brocolis (au lait de soja) et crêpe roulée de légumes grillés
MERCREDI	Légumes sautés assaisonnés au Bragg Liquid Aminos, riz sauvage et soupe Miso	Fajitas de légumes avec sauce et guacamole, gazpacho et salade de légumes avec pousses de trèfle, pignons, poivrons grillés et huile d'olive
JEUDI	Minestrone, spaghetti, sauce tomate-basilic	Saumon cuit au four, huile d'olive, romarin, sel et poivre; épinards sautés à l'ail et salade verte à l'huile d'olive et au citron
VENDREDI	Potage aux pois cassés et tortilla de poisson avec laitue, tomates, guacamole et sauce (optionnel: crème aigre au soja)	Soupe wonton (sans œufs ni champignons), crevettes de Szechuan et petits pois, sauce aux haricots noirs (sans glutamates)
SAMEDI	Pizza sans levure, sauce tomate, légumes grillés et mozzarella de riz	Soupe de lentilles, tranches de pita et salade de jeunes légumes variés, graines de lin, germes de lentilles, tomates, concombre)
DIMANCHE	Thon grillé aux herbes, medley de légumes, salade de jeunes légumes aux graines de lin, jus de citron et huile d'olive	Riz ou pâtes d'épeautre, sauce au pesto, chou, carottes et pignons, toast à l'ail et salade de légumes aux tomates, concombre, graines de lin, et avocat

À ESSAYER...

Ajouter un petit plus à votre eau avec une tranche de citron ou une feuille de menthe.

Ces petites touches d'aliments vivants vont réveiller vos papilles et vous aider à détoxifier votre corps.

VI- PREMIER POISON: ÉLIMINEZ OU RÉDUISEZ CONSIDÉRABLEMENT LES GRAISSES INDUSTRIELLES

Quel est le problème de ces graisses industrielles et pourquoi sont-elles mauvaises pour vous?

Le beurre, la margarine, le fromage, les frites, les chips, les biscuits et les autres en-cas en sont pleins.

Les principaux corps gras dans notre alimentation sont les graisses saturées, polyinsaturées, monoinsaturées et acides gras trans.

Les Américains consomment en moyenne de 35 à 40% de leurs calories en matières grasses. Les graisses saturées, les graisses "trans" et le cholestérol alimentaire augmentent le niveau du cholestérol sanguin.

La mauvaise nouvelle, c'est que les niveaux élevés de cholestérol sanguin constituent un risque majeur de maladie coronarienne, ce qui peut provoquer une crise cardiaque et accroît également le risque d'attaque.

1- QUE SONT LES GRAISSES INDUSTRIELLES OU LES ACIDES GRAS TRANS?

Ce sont des graisses fabriquées par l'homme ou transformées à partir d'huile liquide. Quand vous hydrogénez une huile végétale liquide et que vous la mettez ensuite sous pression, il en résulte une graisse plus solide, comme celle des substituts de beurre. Les graisses "trans" sont aussi appelées graisses hydrogénées.

2- POURQUOI S'INQUIÉTER DES ACIDES GRAS TRANSFORMÉS?

Les études cliniques montrent que les acides gras trans ou graisses hydrogénées ont tendance à augmenter le niveau total de cholestérol dans le sang et de cholestérol LDL ("mauvais cholestérol"), tout en diminuant le cholestérol HDL ("bon cholestérol"), lorsqu'elles sont utilisées à la place des acides-gras-cis (produits naturellement) ou des huiles naturelles. Leur consommation peut accroître le risque de maladie coronarienne.

D'après la Nurses' Health Study, la plus grande enquête menée sur les femmes et les maladies chroniques, les graisses "trans" doublent le risque de maladie cardiovasculaire chez les femmes.

Une étude récente, portant sur dix ans, a montré des résultats semblables: les hommes qui mangent le plus de graisses "trans" ont deux fois plus de chances d'avoir une crise cardiaque.

Les graisses industrielles présentent également un danger pour la circulation et l'élimination, et elles causent des problèmes de congestion et de toxicité dans le corps.

3- TOUTES LES GRAISSES SONT-ELLES MAUVAISES?

Non, toutes les graisses ne sont pas mauvaises!

"Les bonnes graisses" sont une source d'énergie essentielle pour le corps. Ces "bonnes" graisses insaturées contiennent les acides gras essentiels Oméga-3 qui contribuent à réduire le risque de maladies cardiovasculaires et de cancers. Certaines huiles insaturées sont également utilisées par le corps pour la constitution de la paroi cellulaire et pour permettre le bon fonctionnement neurologique.

La commission Nutrition de l'American Heart Association recommande vivement aux Américains en bonne santé de plus de deux ans de limiter leur consommation de graisses saturées et "trans":sont recommandés moins de 7% de calories issues de graisses saturées et moins de 1% de graisses transformées.

De plus, la Food and Drug Administration (FDA) a demandé aux producteurs d'afficher la teneur en graisses "trans" sur les étiquettes des produits alimentaires, pour permettre aux consommateurs de les éviter plus facilement. La date-butoir pour l'application de cette règle était fixée au 1er Janvier 2006.

VI.1- Comment Réduire Les Acides Trans Dans Votre Alimentation

- Utilisez de l'huile d'olive et de l'ail à la place du beurre.

- Limitez les pâtisseries et viennoiseries industrielles (biscuits, gâteaux, tartes).

- Limitez les en-cas à grignoter et les chips.

- Evitez les fritures et les aliments frits au restaurant.

- Limitez les plats préparés.

Les graisses industrielles sont des graisses qui sont détruites à la cuisson (à une température supérieure à 48°C), ce qui les rend inconsommables et toxiques pour l'organisme. C'est ainsi qu'elles peuvent causer de l'acidité et des maladies. On trouve des graisses industrielles dans le beurre, la margarine, le fromage, le lait entier, les viandes, etc.

Les dangers des mauvaises graisses (ou graisses industrielles) sont réels: mauvaise circulation (qui mène à l'hypertension artérielle), élimination difficile, congestion excessive et toxicité de l'organisme.

De plus, le corps n'est plus à même de remplir les mêmes fonctions qu'avec les bonnes graisses (ou graisses non industrielles).

Et surtout: n'oubliez pas les acides gras essentiels.

VI.2- Les Corps Gras Naturels, Non Elaborés Servent Cinq Fonctions Majeures

1- Ils construisent la membrane cellulaire.

2- Ils contribuent à la production hormonale.

3- Ils accélèrent le métabolisme et créent de l'énergie.

4- Ils protègent le corps des acides et les neutralisent.

5- Ils lubrifient le corps pour que les cellules puissent y circuler librement.

Les graisses non industrielles sont les graisses qu'on trouve à l'état naturel. Les meilleurs exemples sont les graisses contenues dans les avocats, l'huile d'olive, les amandes et l'huile de lin.

VII- DEUXIÈME POISON: ÉLIMINEZ OU RÉDUISEZ CONSIDÉRABLEMENT LA CHAIR ANIMALE

Nous savons que les graisses et les huiles sont mauvaises pour nous, et que le petit noir au comptoir et autres dépendances ne nous font pas que du bien.

Mais la viande et les produits laitiers sont incontournables dans la plupart des régimes alimentaires occidentaux (et de plus en plus mondiaux), et il pourrait être difficile d'imaginer la vie sans un milk-shake aux fraises, un cheeseburger ou un bon steak frites.

La vérité, c'est que les idées classiques sur la nutrition nous tuent, en amenant avec elles leur cortège de maladies cardiaques, de cancers, d'obésité, etc. Nous devons ouvrir notre esprit à de nouvelles façons de manger, et cela passe par une alimentation principalement végétarienne.

Dans le livre *"The Food Revolution: How Your Diet Can Help Save Your Life and Our World"* (traduction: Comment votre régime alimentaire peut aider à sauver votre vie et notre monde), John Robbins, auteur internationalement reconnu, présente quelques statistiques pour nous faire comprendre les conséquences négatives d'une alimentation principalement carnivore.

VII.1- Les Conséquences Négatives D'une Alimentation Principalement Carnivore

MALADIES CARDIOVASCULAIRES

- Risque de décès suite à une maladie cardiaque chez les végétariens par comparaison avec les non-végétariens: Moitié moins.

- Le niveau de cholestérol sanguin des végétariens par comparaison avec les non-végétariens est inférieur de 14%.

- Chute du risque de maladie cardiaque par pourcentage de réduction du cholestérol sanguin: 3 à 4%.

- Incidence d'une hypertension importante chez les mangeurs de viande par comparaison avec les végétariens: 13 fois plus élevée.

CANCER

- Impact sur le risque de contracter un cancer du poumon pour ceux qui mangent fréquemment des légumes verts, oranges et jaunes: 20 à 60% de réduction.

- Le cancer le plus courant chez les Américains est le cancer de la prostate. Risque de contracter un cancer de la prostate pour les hommes qui consomment beaucoup de crucifères (brocolis, choux de Bruxelles, chou, chou-fleur, chou-vert, chou-frisé, moutarde brune et navets): réduit de 41%.

- Risque de contracter un cancer du côlon pour les femmes qui mangent de la viande rouge quotidiennement par comparaison avec celles qui en mangent moins d'une fois par mois: 250% plus élevé.

VII.2- L'Etude China Study Du Dr Campbell

Le Docteur T. Colin Campbell est à la pointe de la recherche en matière de nutrition depuis plus de 40 ans. Il est, entre autres:

- Lauréat du prix Jacob Gould Shuman et Professeur Emérite de Biochimie Nutritionnelle de l'Université Cornell.

- Lauréat du Prix de la Recherche 1998, décerné par l'institut américain de recherche sur le cancer.

- Il a été entendu dans des commissions du Congrès et des agences fédérales; il a participé à plus de 25 émissions télévisées et documentaires; et il a fait l'objet de nombreux articles dans USA Today ou encore le New York Times.

- Ses recherches ont été financées par un montant équivalent à 74 années-bourses et il est auteur et co-auteur de plus de 350 articles scientifiques.

- Il a dirigé l'étude China Study (The China Study: Startling Implications for Diet, Weight Loss and Long-term Health), qui est l'étude de la santé et de la nutrition la plus approfondie jamais menée. Sous sa direction, l'étude actuelle a commencé en 1983 en partenariat avec les Universités de Cornell et d'Oxford, et l'Académie Chinoise de Médecine préventive.

Après plus de 40 ans de recherche de l'impact de la nutrition sur la santé, le Dr Campbell a conclu que le cancer, les maladies cardiovasculaires, le diabète et beaucoup des maladies qui frappent notre société peuvent être évitées ou traitées par le biais d'un régime alimentaire constitué principalement de végétaux et d'aliments complets.

Dans le cadre de ses recherches financées par une bourse de 27 ans du National Institute of Health (NIH), de l'American Cancer Society, et de l'American Institute for Cancer Research, le Dr Campbell a fait plusieurs découvertes spécifiques sur les protéines:

- Une alimentation faiblement protéinée inhibe l'initiation du cancer par l'aflatoxine, une mycotoxine qu'on trouve dans les arachides et le maïs (l'aflatoxine est un des plus puissants cancérigènes jamais découverts).

- Après l'initiation du cancer, une alimentation faiblement protéinée bloque tout développement ultérieur du cancer.

- Le cancer est alimenté par la caséine, présente à 87% dans le lait de vache.

- Même à fortes doses, les protéines végétales "sûres" n'alimentent pas le cancer.

Les protéines sont des composantes essentielles dans un organisme sain. Elles prennent la forme d'enzymes, d'hormones, de tissus structurels et transportent les molécules nécessaires à la vie. Les protéines sont de longues chaînes d'acides aminés.

Lorsqu'elles "s'épuisent", elles doivent être remplacées par les aliments que nous consommons: quand nous digérons des aliments à base de protéines, les acides aminés qu'ils contiennent sont métabolisés pour créer de nouvelles protéines dans l'organisme.

On dit que les protéines alimentaires sont de qualité différente, selon qu'elles fournissent plus ou moins bien les acides aminés dont nous avons besoin pour synthétiser de nouvelles protéines tissulaires.

D'après ces mesures, les protéines de qualité supérieure proviendraient de la chair humaine, suivie par la chair animale.

Une très grande efficacité dans la synthèse des nouvelles protéines, ne signifie pas pour autant la meilleure santé possible.

Les protéines végétales de "qualité inférieure" permettent une synthèse lente, mais régulière, des nouvelles protéines, et constituent les meilleures protéines pour la santé.

Toutes les découvertes de Campbell mènent à la même conclusion: ceux qui consomment le plus d'aliments d'origine animale contractent le plus de maladies chroniques. De petites quantités de ces aliments ont déjà des effets néfastes.

VII.3- Le Poulet: Une Alternative Sûre?

Contrairement aux idées reçues, le poulet n'est pas une alternative saine à la viande rouge. Consommer de la volaille est souvent bien pire que consommer du bœuf.

Le passage d'un poulet de la ferme à l'assiette est un processus pénible, au cours duquel les possibilités d'empoisonnement sont nombreuses.

Les poulets sont exposés à différents niveaux de contamination avant d'être arrachés à leurs cages surpeuplées, jetés dans un bain d'eau chaude et passés à la plumeuse.

A la fin du processus, les poulets sont immergés dans un bain refroidissant, qualifié de "soupe fécale", qui est un réservoir de déchets et de bactéries.

D'après Gerald Kuester, un ancien microbiologiste de l'USDA:

"Les technologies d'abattage moderne ont crée plus de cinquante points durant le processus d'abattage où une contamination croisée peut se produire. A la fin de la chaîne, les volailles ne sont pas plus propres que si elles avaient été trempées dans les toilettes."

À MÉDITER...

Si la qualité de votre santé ne suffit pas pour vous décourager de manger du poulet, voici quelques faits troublants sur la manière dont les poulets sont abattus.

Saviez-vous que les poulets sont entassés à quatre ou plus dans de minuscules cages d'élevage, de sorte qu'ils ne peuvent se tenir debout ou ouvrir leur ailes?

Ou qu'on arrache le bec aux jeunes sans anesthésie pour éviter qu'ils se blessent mutuellement dans ces conditions d'élevage confinées?

Ou encore que les méthodes d'élevage moderne et l'utilisation d'hormones de croissances et d'éclairage artificiel, font que beaucoup de poulets grandissent plus vite que leurs os, ce qui cause fractures et pattes cassées?

VII.4- Conseils A Suivre Si Vous Choisissez De Continuer A Manger De La Viande

1- Mangez de la viande au maximum une fois par jour!

2- Combinez votre portion de viande avec beaucoup d'aliments riches en eau. Prévoyez dans le même repas une salade ou des légumes cuits à la vapeur qui vont purifier et pas encrasser votre organisme. Essayez de ne manger que des aliments purifiants pendant le reste de la journée.

3- Mangez de la viande pour déjeuner. Ainsi, vous donnerez à votre corps le temps de digérer et vous pourrez encore consommer des aliments purifiants pendant le reste de la journée.

4- Choisissez de la viande:

> (a) Elevée en libre parcours
> (b) Casher
> (c) Garantie sans antibiotiques
> (d) Bio

5- Ne consommez pas de viande rouge et choisissez toujours les morceaux les plus maigres.

6- Optez pour les fruits de mer: c'est un excellent choix pour les protéines, les acides gras essentiels et la nutrition en général, pour autant que leur origine soit naturelle et propre.

À MÉDITER...

Si vous aimez la viande, vous devez savoir ce qui produit le goût et la texture du bœuf et du poulet:

Le goût vient de l'acide urique, ou urine, de l'animal. L'acide urique est extrêmement toxique et peut être à l'origine de douleurs arthritiques.

La texture, tendre et facile à mâcher, vient des bactéries de putréfaction qui attendrissent la viande. Ces bactéries viennent du côlon, se répandent dans le corps de l'animal qui vient d'être abattu et attendrissent les tissus pour qu'ils puissent être consommés.

VIII- TROISIÈME POISON: ÉLIMINEZ OU RÉDUISEZ CONSIDÉRABLEMENT LES PRODUITS LAITIERS

Les vaches ne boivent pas de lait de vache... Pourquoi devriez-vous en boire?

Le corps médical et les médias par leur matraquage intensif nous encouragent à boire du lait et à manger des produits laitiers "parce que c'est bon pour nous".

On ne pourrait pas être plus loin de la vérité...

VIII.1- Le Mythe Du Lait

Les produits laitiers sont à la mode et font l'objet de nombreux articles dans les médias. Beaucoup de gens sont séduits par les campagnes de pub et la moustache blanche des vedettes qui s'y trouvent, et se disent que ce type d'aliment est un 'plus' pour la santé.

Beaucoup pensent que le lait et les produits laitiers "sont nos amis pour la vie", et permettent de combattre les maladies dégénératives, comme l'ostéoporose.

Mais que savez-vous vraiment sur ce liquide blanc? La vérité, c'est qu'il y a de bien meilleures sources de calcium que ces produits laitiers hautement protéinés et gras.

Des études récentes sur les effets des produits laitiers ont montré qu'ils contribuent largement à l'ostéoporose, aux problèmes rénaux et à certaines formes de cancers.

Dans l'étude sur les protéines du Dr T. Colin Campbell, il apparaît que le cancer est fortement alimenté par la caséine, qui représente 87% des protéines dans le lait de vache.

De plus, les femmes qui ont une alimentation riche en produits animaux excrètent plus de calcium dans leurs urines, et ont donc un bilan calcium négatif, ce qui représente un risque élevé pour l'ostéoporose (source: *http://en.wikipedia.org/wiki/Osteoporosis*).

VIII.2- Qu'est Ce Que Le Calcium Et Pourquoi En Ai-Je Besoin?

Le calcium est un minéral dont notre organisme a besoin pour de nombreuses fonctions: le développement et l'entretien des os et des dents, la coagulation sanguine, la transmission des impulsions nerveuses et la régulation du rythme cardiaque. 99% du calcium dans le corps humain se trouve dans les os et les dents.

Le pour-cent restant se trouve dans le sang et les autres tissus.

Le corps obtient le calcium dont il a besoin de deux façons: par la consommation d'aliments riches en calcium et par l'utilisation du stock de calcium qui se trouve dans les os (source: Calcium and Milk: Nutrition Sources, Harvard School of Public Health, 2004. *http://www.hsph.harvard.edu/nutritionsource/calcium.html*).

Les protéines animales augmentent la charge acide dans le corps, c'est-à-dire le degré d'acidité du sang et des tissus.

Pour neutraliser l'acidité, l'organisme puise du calcium dans les os et ainsi, les affaiblit.

Un rapport publié récemment dans le Journal de Pédiatrie postule qu'encourager la consommation de lait et de produits laitiers n'est pas nécessairement la meilleure manière d'obtenir les 400 milligrammes de calcium qui constituent l'apport minimum.

VIII.3- Qu'est Ce Que L'Ostéoporose?

L'ostéoporose est une maladie osseuse dans laquelle 1) la densité osseuse diminue, 2) la résistance du tissu spongieux interne diminue, et 3) la surface de l'os s'affine, ce qui augmente le risque de fractures. Les fractures de la colonne, de la hanche et du poignet sont typiques.

L'écrasement des vertèbres cause des douleurs chroniques et une déviation caractéristique de la colonne, tandis que les fractures des os longs réduisent la mobilité et peuvent requérir une procédure chirurgicale. La fracture de la hanche peut causer un handicap permanent.

Dix millions d'Américains souffriraient d'ostéoporose et 34 millions souffriraient d'ostéopénie, ou diminution de la densité des os, une maladie qui mène à l'ostéoporose et est responsable de plus de 2 millions de fractures chaque année.

Environ 50% des femmes et 25% des hommes sont susceptibles de souffrir d'ostéoporose dans leur vie. (source: Natural Osteoporosis Foundation, NOF (Fondation Nationale contre l'Ostéoporose) - What is Osteoporosis. 2005. *http://www.nof.org/osteoporosis/*)

VIII.4- Que Peut-On Faire Pour Prévenir l'Ostéoporose?

Des traitements existent, mais on ne guérit pas de l'ostéoporose, d'où la nécessité de faire de la prévention. Le Dr Campbell fait une série de recommandations pour réduire le risque d'ostéoporose: restez physiquement actif, mangez une variété d'aliments végétaux, évitez les aliments d'origine animale (y compris les produits laitiers) et limitez votre consommation de sel à un minimum.

Autres préconisations pour prévenir l'ostéoporose (source: National Osteoporosis Foundation, NOF's Five Steps to Bone Health and Prevention of Osteoporosis. 2002. *http://nof.org/prevention/*):

a) Faites régulièrement des exercices avec des poids.

b) Consommez les doses journalières recommandées de calcium et de vitamine D.

c) Evitez l'abus de caféine, d'alcool et de tabac.

Par ailleurs, si vous voulez des os en bonne santé:

- Ne fumez pas, ne commencez pas

- Evitez l'abus d'alcool

- Limitez la caféine

- Faites plus d'exercice!

VIII.5- Les Conséquences De La Consommation De Produits Laitiers

Les produits laitiers nuisent à votre organisme de plusieurs manières:

1- CANCER

Le lait maternel, humain ou animal, transporte des centaines de composants chimiques, dont une hormone, l'IGF-1 (Insulin-like Growth Factor).

La consommation de lait accroît la circulation de cette hormone dans l'organisme et des niveaux élevés d'IGF-1 sont associés au cancer de la prostate, au cancer colorectal, au cancer du sein préménopausique et au cancer du poumon.

Dans neuf études séparées, le facteur diététique récurrent dans les cas de cancer de la prostate, était une consommation élevée de lait et de produits laitiers.

Dans la plus importante des ces études, la Health Proffesionals Follow-up Study, les hommes qui buvaient au moins deux verres de lait par jour, avaient presque deux fois plus de risques de développer un cancer avancé de la prostate que ceux qui n'en buvaient pas du tout (source: "Food Can Trigger an Asthma Attack: Up to 10% of Cases," Bykownski, Mike, Family Practice News, (1997); 60.).

2- PRODUCTION DE MUCOSITES

Le lait et les produits laitiers ont tendance à générer un excès de mucosités dans les intestins, les sinus et les poumons.

Dans l'intestin, ces mucosités excessives durcissent et forment, sur la paroi interne, une couche pratiquement imperméable aux nutriments.

L'absorption des nutriments en est affectée, ce qui mène à une fatigue chronique.

La consommation de lait est également un facteur concourant à l'écoulement nasal et à l'excès de mucosités dans la gorge.

3- ALLERGIES

Très peu d'adultes métabolisent correctement la protéine contenue dans le lait de vache.

Près de 10% des cas d'asthme pourraient être liés à des allergies alimentaires.

L'allergie alimentaire est la principale cause d'anaphylaxie en dehors de l'hôpital, et le lait contribue à une bonne partie des réactions.

4- DE PLUS

Des études ont prouvé que les produits laitiers peuvent également être montrés du doigt dans beaucoup d'autres problèmes de santé: colopathie fonctionnelle, malabsorption des nutriments, obésité et carences en minéraux et acides aminés.

VIII.6- Les Enfants N'Ont-Ils Pas Besoin De Lait Pour Bien Grandir Et Avoir Des Os Solides?

Les enfants qui consomment du lait ont-ils les os plus solides?

La toute puissante industrie laitière voudrait nous le faire croire!

Dans un communiqué de presse, Dairy Management, Inc. (Office du lait) présentait ses objectifs:

Vendre aux jeunes enfants et à leurs mères, utiliser les écoles pour atteindre les jeunes consommateurs, mener et produire des recherches favorables à l'industrie.

En 2002, le site internet de l'organisation a proposé plus de 70 000 plans de cours aux éducateurs.

Campbell observait:

"L'industrie laitière enseigne vraiment sa propre version de la nutrition aux jeunes générations."

Un article, publié récemment dans le Journal de Pédiatrie par des chercheurs du 'Comité médical pour une médecine responsable' de Washington, réexamine les résultats de 37 études sur l'impact de la consommation de calcium sur la résistance osseuse chez les enfants de plus de 7 ans et note que 27 de ces études ne cautionnent pas l'idée qu'il faut boire plus de lait pour gonfler le taux de calcium (source: Amy Joy Lanou, PhD, Susan E. Berkow, PhD CN et Neal D. Barnard, MD. "Calcium, Dairy Products and Bone Health in Children and Young Adults: A reevaluation.").

C'est l'activité physique des jeunes qui est considérée comme le premier moteur de la croissance et du développement des os.

À MÉDITER...

" Le lait de vache contient des hormones qui sont sécrétées par la glande pituitaire de l'animal."

Cette affirmation, faite il y a plusieurs années par le Dr Michael Rabbens, de Phoenixville en Pennsylvanie, est confirmée par de nombreux chercheurs.

"Ce sont de puissantes hormones de croissance, qui font passer un veau de 40 kilos à la naissance, à 450 kilos lorsqu'il atteint sa maturité physique, deux ans plus tard. Par comparaison, un bébé pèse entre 2,7 et 3,2 kg à la naissance, et entre 45 et 90 kilos lorsqu'il atteint sa maturité physique 21 ans plus tard."

VIII.7- Autres Sources De Calcium

Il existe aujourd'hui sur le marché de nombreuses alternatives délicieuses; vous ne devez donc pas abandonner définitivement vos aliments préférés pour maintenir un bon équilibre nutritionnel: il existe du lait de soja, du lait de riz, du yaourt de riz ou de soja, ou encore du lait de graines de sésame.

En termes absolus, les produits laitiers contiennent plus de calcium que les végétaux riches en calcium. Pourtant, quand on prend en compte l'absorption, la quantité d'aliments végétaux nécessaires pour obtenir une quantité de calcium absorbable équivalente à celle des produits laitiers, est modeste.

Par exemple, pour obtenir la quantité de calcium absorbable fournie par une tasse de lait de vache, on peut choisir une tasse de lait de soja, une tasse de chou frisé ou de feuilles de navets, deux paquets de flocons d'avoine à cuisson rapide, deux tiers de tasse de tofu, ou une tasse et demie de brocolis.

IX- QUATRIÈME POISON: ÉLIMINEZ OU RÉDUISEZ CONSIDÉRABLEMENT LES DÉPENDANCES ACIDES

Un régime qui alimente la sur-acidification du sang et des tissus crée un terrain propice au développement des virus, bactéries et autres champignons, grands destructeurs des cellules et des tissus dans le corps humain.

Pensez-y en ces termes: un réfrigérateur doit rester froid pour protéger les aliments des bactéries, des champignons et des moisissures.

Si l'environnement constitué par le réfrigérateur est menacé et que le réfrigérateur commence à se réchauffer, les aliments qu'il contient vont développer des bactéries qui vont se transformer en levures et en moisissures. La nourriture va alors se dégrader et sera gâtée.

Il se passe exactement la même chose dans votre corps lorsque vous mangez trop d'aliments acidifiants. C'est ainsi que commencent toutes les maladies infectieuses et dégénératives.

QUELLE EST LA SOLUTION?

Pour réduire et éliminer les substances acides, il vous faut un régime alimentaire constitué d'aliments alcalins vivants: légumes verts foncés et jaunes, graines de soja, oléagineux germés, graines, céréales et acides gras essentiels. Ce régime réduit la sur-acidification du sang et des tissus par son abondance de bases et de sels alcalins.

DITES **NON** AUX DÉPENDANCES ACIDES:		
1- CAFÉINE	5- PRODUITS "BLANCS"	
2- SUCRE	6- VINAIGRE	
3- NICOTINE	7- MÉDICAMENTS	
4- ALCOOL		

IX.1- Caféine

La caféine est un alcanoïde toxique qui est l'ingrédient actif du café, du thé, du cacao et des sodas dont nous ne semblons pas pouvoir nous passer. Dans les échanges mondiaux en dollars, le café est le deuxième produit de base après le pétrole. On consomme chaque année dans le monde plus de 500 milliards de tasses de café!

VOUS VOUS TUEZ À LA CAFÉINE

La caféine peut compromettre la santé et la vitalité en affaiblissant le corps.

- La caféine stimule les glandes surrénales pour qu'elles produisent de l'adrénaline et de la cortisone, des hormones que le corps utilise pour élever le rythme cardiaque, accélérer la respiration et la pression sanguine. Les surrénales finissent par s'épuiser et ne plus répondre à la demande, ce qui rend le corps plus vulnérable face aux menaces pour sa santé.

- Elle peut gravement affecter le système cardiovasculaire (hypertension, augmentation du niveau de cholestérol, ou arythmie et palpitations chez les personnes les plus sensibles), le système digestif (maux d'estomac, ulcères, diarrhée, malabsorption des nutriments), et la dépense énergétique de l'organisme.

- Liens possibles entre la caféine et la maladie: cancer de la vessie chez l'homme, cancer du sein chez la femme, et malformations congénitales (en case de consommation pendant la grossesse).

- La caféine peut également avoir d'autres conséquences: nervosité, anxiété, irritabilité, tremblements musculaires, insomnie, fatigue chronique et maux de tête.

TENEUR EN CAFÉINE DE CERTAINS ALIMENTS ET BOISSONS

PRODUIT	QUANTITÉ DU PRODUIT	TENEUR EN CAFÉINE (ENVIRON)
Café (percolateur)	14 cl	115 mg
Ice tea	33 cl	70 mg
Mountain Dew (soda citronné)	33 cl	55 mg
Coca light	33 cl	45 mg
Coca	33 cl	34 mg
Médicament contre le rhume	1 comprimé	30 mg
Chocolat noir	30 grammes	20 mg
Chocolat au lait	30 grammes	6 mg

Source: US Food and Drug Administration et Association Nationale Des Boissons Rafraîchissantes

À MÉDITER...

Lorsque le niveau de glucose dans le corps augmente, le pancréas réagit en libérant une quantité excessive d'insuline dans le corps. Le sucre est rapidement brûlé, ce qui produit un pic d'énergie (le haut).

Le niveau de sucre dans le sang chute alors en-dessous du niveau normal, ce qui s'accompagne de symptômes désagréables (le bas) comme des maux de tête, une faim excessive, des tremblements, de la fatigue et comme dans toute drogue, un désir incompréhensible d'en consommer encore.

En outre, un niveau d'insuline élevé inhibe la libération des hormones de croissance, ce qui déprime le système immunitaire. Il provoque un sentiment de "faim" et augmente le stockage des graisses.

IX.2- Sucre

Le sucre transformé ou raffiné doit être évité. Il est très acide et cause une élévation rapide du niveau de glucose dans le sang.

Le glucose est la première substance métabolisée par les levures, bactéries, moisissures et champignons dans l'organisme. C'est ce qui crée un environnement hyper-acide où la maladie et ses symptômes peuvent se développer. Le sucre est une substance addictive qui cause diabète, obésité, thromboses, caries dentaires et maladies parodontales, varices, problèmes d'estomac et, indirectement, troubles mentaux.

La source de sucre par excellence dans notre alimentation? Les sodas.

La consommation de ces boissons gazeuses par habitant a augmenté de 500% depuis les années 50. A titre indicatif, les Etats-Unis consomment chaque jour plus de 50 millions de cocas!

D'après l'Association Nationale des Boissons Rafraîchissantes, un soda normal de 33 cl contient l'équivalent de 10 cuillères à café de sucre et 150 calories.

Cette quantité de sucre peut immobiliser près de 33% du système immunitaire (une trentaine de cuillères de sucre suffiront à l'immobiliser une journée entière).

VÉRITÉ: SUCRE = ACIDE = COLLE DANS VOTRE CORPS

IX.3- Nicotine

Les effets négatifs liés à l'abus de nicotine sont bien connus: risque de maladie cardiovasculaire, cancer du poumon, attaque, emphysème et hypertension.

La nicotine a également des effets néfastes sur la mémoire: L. Binet a démontré que lorsque l'on met de la nicotine dans l'eau d'un aquarium les poissons perdent la mémoire.

Depuis le 1er janvier 1993, il est également obligatoire d'inscrire la mention "Nuit gravement à la santé" ou "Fumer tue" sur les paquets de cigarettes.

En France, le tabagisme est la première cause de mortalité évitable, avec environ 73 000 décès chaque année. En moyenne, un fumeur régulier sur deux meurt prématurément des causes de son tabagisme, et la moitié de ces décès se situent entre 35 et 69 ans. (Source: http://www.tabac-info-service.fr).

Aux Etats-Unis, l'usage du tabac est responsable de près d'1 décès sur 5, ce qui équivaut à 443 000 décès chaque année de 2000 à 2004. (Source: Cancer Faits et Chiffres 2010).

En résumé, la cigarette vous met en danger et elle met en danger ceux qui vous entourent.

IX.4- Alcool

D'après le Dr Melvin H. Knisely de la faculté de médecine de Caroline du Sud, à Charleston, *"chaque fois qu'une personne boit un verre d'alcool, elle cause des dommages irréversibles à son cerveau, en tuant des milliers de cellules."*

IX.5- "Aliments Blancs"

Prenez l'habitude d'éviter tous les aliments "blancs":
produits à base de blé, pains, riz, sucre et pommes de
terre. En effet, ces aliments sont des hydrates de carbone
avec un indice glycémique élevé: leur consommation va
causer un pic d'insuline.

De plus, les céréales stockées (blé, riz, orge) commencent à
fermenter après 90 jours dans la plupart des cas et sont
rapidement remplies de mycotoxines. C'est un processus
naturel qui est régulé, mais inévitable. (Note: le maïs et les
arachides peuvent facilement être contaminés par des
champignons).

IX.6- Vinaigre

Le vinaigre est le résultat d'une décomposition, il contient de l'acide acétique qui affecte le foie, un peu comme l'alcool. Le vinaigre épaissit le sang, ce qui affecte le fonctionnement des artères et du cœur. Il interfère également dans la digestion de l'amidon.

IX.7- Médicaments

Les dangers des drogues sont évidents, mais les dangers potentiels des médicaments sur prescription sont moins connus.

Des millions d'euros sont dépensés chaque année pour faire l'apologie des effets positifs de ces soit-disant médicaments miracles.

Le public est de plus en plus conscient des risques, depuis que des médicaments populaires ont dû être rappelés en catastrophe (comme le Vioxx, après qu'on ait découvert qu'il doublait le risque de crise cardiaque et d'attaque pour l'utilisateur).

Les médicaments sur prescription peuvent avoir des effets secondaires, mais les médicaments en vente libre ne devraient pas non plus être considérés sûrs à 100%.

L'Aleve (également connu sous le nom de Naproxène) a fait la une quand il a été lié à une augmentation de 50% des crises cardiaques.

Les antidouleurs courants peuvent irriter l'estomac, voire causer des saignements, et certains médicaments contre l'allergie ont des effets secondaires et causent une arythmie cardiaque. (source: Health and Fitness, 17 Avril 2005).

X- VOTRE PLAN D'ACTION DÉTOX POUR UNE VIE DE PURE ÉNERGIE, FORME ET SANTÉ

Maintenant que vous avez tous les outils nécessaires pour vous détoxifier, bien manger et créer une vie de pure énergie, forme et santé, comment allez-vous les utiliser?

Quels principes allez-vous adopter dans votre quotidien pour jouir de la qualité de vie dont vous avez toujours rêvé?

Voici un plan d'action spécialement conçu pour intégrer tout cela dans votre quotidien simplement, dès aujourd'hui.

1- LE POUVOIR DES EAUX ET DES ALIMENTS VIVANTS

1- Buvez quotidiennement autant de gorgées d'eau que le nombre de kg que vous pesez. (note: une gorgée égale 0,025 litre).

2- Trouvez une source pure:

a) Le Filtre à Eau par Osmose Inverse (thewatershop.com.au).

b) Le Penta-Hydrate (www.pentawater.com) 2 à 3 fois par jour pour une absorption maximale.

3- Mangez des aliments riches en eau: au moins 70% de votre alimentation.

2- LE POUVOIR DES HUILES ESSENTIELLES

Ajoutez à votre alimentation les Acides Gras Essentiels dont votre corps a besoin (Oméga-3, Oméga-6) de la manière suivante, au choix:

1- Consommez des aliments contenant à l'état naturel des graisses non transformées: avocats, amandes, noisettes, graines de citrouille ou de tournesol, huiles de lin, d'olive et de poisson.

2- Twin Lab's Krill Oil: 300 mg/jour.

3- Udo's Choice Oild Blend: 1 cuillère à soupe par 25kg de poids corporel et par jour.

3- LE POUVOIR DE L'ALCALINITÉ: PASSEZ AU VERT!

1- Consommez 70 à 80% d'aliments de vie et créateurs d'alcalis (légumes verts, amandes, avocats, citrons, etc.)

2- Evitez les aliments créateurs d'acide et sans vie: viandes animales, produits laitiers, aliments blancs raffinés, sucres, caféine, etc.

3- Complétez votre alimentation avec des 'greens' (légumes verts) de qualité. (Pour des greens de qualité vous pouvez optez, si vous le souhaitez, pour un produit tel que: Anthony Robbins' Inner Balance Ultra Greens avec MSM).

4- Testez votre pH.

5- Faites SIMPLE: Ajoutez du citron frais à votre eau tous les jours!

4- LE POUVOIR DE LA NUTRITION OPTIMALE

1- Suivez les cinq règles d'une alimentation saine:

1) Buvez de l'eau avant de manger, pas pendant.

2) Combinez bien vos aliments (ne mangez des fruits que l'estomac vide; mangez des légumes verts ou une salade avec des protéines ou des hydrates de carbones; ne mélangez pas graisses et protéines).

3) Mangez relax.

4) Ne mangez pas trop (mangez moins pour vivre plus longtemps et donc manger plus!).

5) Mangez bio (sans pesticides, antibiotiques, hormones de croissance).

2- Attention à 'l'Effet Sucre Flash': gardez votre glycémie en dessous de 55.

3- Créez votre Pyramide de l'Alimentation Idéale: 70% d'aliments vivants, 10% de protéines végétales ou de poisson de qualité, 10% d'hydrates de carbone et 10% d'huiles de qualité.

4- En supplément!

1) Créer la Base: Suivez un régime quotidien avec les 7 Nutriments Vitaux pour construire le fondement de la santé.

2) Challenge et Evolution: Pratiquez périodiquement un nettoyage de vos organes internes et de votre corps.

3) Célébration et Récompense: Prenez des compléments alimentaires si nécessaire et maximisez ainsi vos résultats!

5- PREMIER POISON: ÉLIMINEZ OU RÉDUISEZ LES GRAISSES INDUSTRIELLES

1- Eliminez ou réduisez considérablement votre consommation de graisses industrielles/hydrogénées.

2- Maintenez votre apport quotidien en graisses en dessous de 25% (c-à-d. que moins de 25% des calories que vous ingérez doivent être des graisses).

6- DEUXIÈME POISON: ÉLIMINEZ OU RÉDUISEZ LA CHAIR ANIMALE

1- Eliminez ou réduisez fortement votre consommation de chair animale.

2- Votre apport total en protéines ne doit pas dépasser 5 à 6% par jour et elles doivent être d'origine végétale, car elles sont plus efficaces et contiennent plus d'antioxydants, de fibres et de minéraux.

3- Essayez de relever le défi d'éliminer toute chair animale pendant au moins 10 jours. Si, après ces dix jours, vous estimez que vous devez recommencer à en manger, n'en mangez qu'une fois par jour avec des légumes verts ou une salade, en milieu de journée, casher, sans antibiotique et bio.

7- TROISIÈME POISON: ÉLIMINEZ OU RÉDUISEZ LES PRODUITS LAITIERS

1- Eliminez ou réduisez fortement votre consommation de produits à base de lait de vache.

2- Votre consommation de calcium ne doit pas dépasser 400 milligrammes par jour et son origine doit être végétale. Le lait de vache aspire le calcium des os.

3- Essayez des alternatives (avec modération) telles que le lait de riz, de soja ou d'amandes pour la texture ou le goût.

8- QUATRIÈME POISON: ÉLIMINEZ OU RÉDUISEZ LES DÉPENDANCES ACIDES

1- Eliminez ou réduisez fortement votre consommation d'acides.

2- Faites preuve de bon sens! Dites non aux dépendances suivantes: caféine, sucre, 'produits blancs', vinaigre, alcool, nicotine et médicaments. Associez-vous aux conséquences et cassez le schéma.

3- Alcalinisez-vous! Si vous consommez au moins 70 à 80% d'aliments alcalins et qui donnent la vie, votre corps va naturellement diminuer sa dépendance aux acides.

XI- À PROPOS DE L'AUTEUR

Rémy Roulier est un ancien ingénieur informatique et responsable marketing dans une multinationale.

Il est aujourd'hui auteur best-seller, digital nomad et voyage partout dans le monde, ayant acquis depuis plus de dix ans une véritable expertise dans le marketing internet et le développement personnel.

Il partage aujourd'hui ses outils et son expérience pour permettre aux autres d'atteindre également leur indépendance financière et de façonner leur vie telle qu'ils la désirent vraiment.

XII- LIVRES DU MÊME AUTEUR

Voici aussi quelques autres de mes créations qui peuvent vous servir :

VOTRE PREMIER SMIC SUR INTERNET EN 72 HEURES:
LE SYSTEME INEDIT LE PLUS RAPIDE POUR GAGNER DE L'ARGENT SUR INTERNET QUAND ON N'A PAS LE TEMPS ET GENERER 1200 EUROS EN 3 JOURS SANS CREER DE PRODUIT.
Une méthode inédite pour générer vos premiers 1200 euros en ligne en seulement 3 jours et sans créer de produit. A posséder absolument pour tous ceux qui n'ont plus le temps ou qui ont déjà tout essayé pour gagner de l'argent sur Internet. Cette méthode va tout changer.

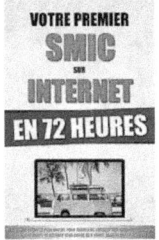

EMAILING QUI VEND:
42 MINUTES POUR DEVENIR RICHE AVEC VOTRE MAILING LIST EN DECUPLANT VOS TAUX D'OUVERTURE ET VENTES COMME UN PRO DE L'EMAIL MARKETING.
Découvrez en seulement 42 minutes comment extraire un maximum d'argent de votre mailing list et obtenir des taux de conversion record comme le font les plus grands experts mondiaux de l'email marketing. Rejoignez tout de suite les 1% des gens qui génèrent de véritables fortunes grâce à leur mailing list.

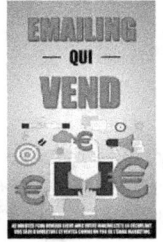

DEVENIR RICHE AVEC UN BLOG DE CURATION:
CREER UN BLOG D'EXPERT QUI CARTONNE ET GAGNER DE L'ARGENT SANS
CREER D'ARTICLES AVEC LA CURATION.
Accédez à la méthode la plus complète pour réussir rapidement avec un blog de curation. Cette nouvelle méthode simple et ludique de bloguer va vous permettre de gagner beaucoup d'argent et de vous positionner rapidement comme un véritable expert, sans jamais avoir besoin d'écrire des articles, de tourner des vidéos ou d'être un spécialiste de votre niche.

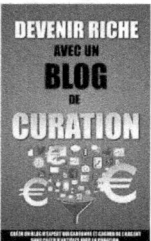

CREER UN SITE WEB LUCRATIF EN 4 SEMAINES:
LA FAÇON LA PLUS RAPIDE DE CRÉER UN BLOG OU SITE INTERNET RENTABLE
EN PARTANT DE ZÉRO.
Découvrez la façon la plus rapide et simple de créer un site ou blog qui vous rapporte entre 5000 et 10000 euros par mois en partant de rien. Une méthode pas-à-pas qui vous guide en 5 modules vers votre indépendance financière, en évitant toutes les erreurs des débutants.

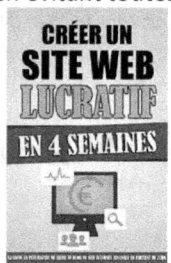

DEVENIR RICHE EN FREELANCE SUR LE WEB:
POURQUOI 99% DES INDEPENDANTS ECHOUENT SUR INTERNET ET
COMMENT REJOINDRE LES 1% QUI GENERENT DES REVENUS A 6 CHIFFRES.

Un livre que doit posséder absolument tout entrepreneur. Il vous explique comment bâtir votre business en freelance sur le web (ou ailleurs) pour éviter de devenir un indépendant qui croule sous le travail en ne gagnant que des miettes. Découvrez exactement comment s'y prennent les freelances qui cartonnent sans (trop) travailler, et reproduisez le même modèle qui leur permet de générer des revenus à 6 chiffres.

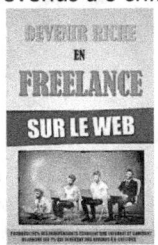

CONTENU DE MASSE POUR VOTRE BLOG:
1 HEURE/JOUR POUR CREER 7 ARTICLES, 5 VIDEOS ET 1 PRODUIT CHAQUE SEMAINE ET CREER UN BLOG D'AUTORITE ULTRA RENTABLE.
Découvrez une méthode radicale et inédite pour devenir un créateur de contenu à 100% et créer 7 articles, 5 vidéos et 1 produit chaque semaine en ne travaillant qu'une heure par jour du Lundi au Vendredi. Commencez immédiatement et voyez votre trafic et vos revenus exploser.

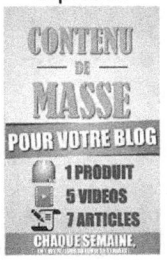

CREER UN BLOG VIDEO SANS SE RUINER:
LA METHODE COMPLETE POUR CREER UN VLOG PRO (EQUIPEMENT, DISCOURS, TOURNAGE, MONTAGE, VIDEO, DIFFUSION) SANS SE RUINER.
Tout ce que vous devez savoir pour créer un blog vidéo de qualité professionnelle le plus facilement possible, même si vous avez peu ou pas de budget. Laissez-vous guider totalement de l'équipement à la

diffusion, et voyez des milliers de fans s'agglutiner et vos ventes exploser par vos vidéos irrésistibles.

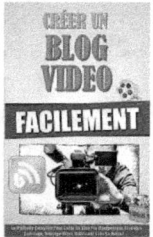

ECRIRE UNE PAGE DE VENTE HYPNOTIQUE:
54 MINUTES CHRONO POUR ECRIRE FACILEMENT UN ARGUMENTAIRE DE VENTE FASCINANT ET VENDRE SUR INTERNET COMME UN PRO DU COPYWRITING HYPNOTIQUE.

Une méthode clés-en-main pour écrire facilement une page de vente hypnotique, et en seulement 54 min. Bien plus puissante que le copywriting ordinaire, utilisez-là pour "forcer" vos clients à acheter vos produits en les plongeant dans un état de transe hypnotique.

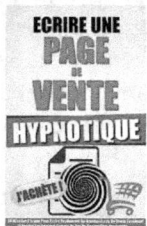

CREER UNE LANDING PAGE QUI CONVERTI:
TRIPLEZ VOS VENTES, EXPLOSEZ VOTRE MAILING LIST EN MOINS DE 15 MINUTES AVEC UNE SQUEEZE PAGE OPTIMISEE.

Une méthode complète pour créer une landing page en partant de rien et obtenir d'entrée de jeu des taux de conversion records à rendre jaloux les meilleurs marketeurs. Evitez les mois de tâtonnements interminables et les centaines d'euros dépensés pour trouver la meilleure version, en prenant ce raccourci tout de suite.

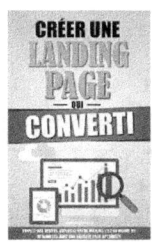

VENDRE EN VIDEO COMME UN PRO:
LA NOUVELLE FAÇON LA PLUS SIMPLE ET RAPIDE DE CREER UNE VIDEO DE
VENTE ET PAGE DE VENTE VIDEO QUI CONVERTI.
Découvrez un système complet et unique en pas-à-pas pour réaliser des vidéos de vente en partant de rien. De l'équipement à la création de votre argumentaire de vente, en passant par les techniques pour amener de la présence et pour minimiser votre temps de montage vidéo, vous saurez comment obtenir des taux de conversion record dignes des meilleurs marketeurs, de la manière la plus simple, rapide, et sans vous ruiner.

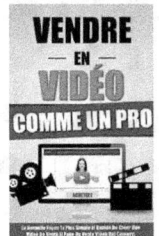

TUNNELS DE VENTE SOCIAUX:
GAGNER DE L'ARGENT SUR INTERNET ET DEVENIR RICHE AUJOURD'HUI
APRES L'EXPLOSION DES RESEAUX SOCIAUX (FACEBOOK, TWITTER...) ET
YOUTUBE.
Une véritable plongée dans la psychologie de l'acheteur d'aujourd'hui et une méthode pratique qui vous permet de créer un tunnel de vente tel qui fonctionne après l'explosion des réseaux sociaux. Convertissez ainsi sans peine vos prospects en clients, en acheteurs multiples, en fans et en véritables ambassadeurs de vos produits auprès de leurs amis pour étendre votre notoriété comme une trainée de poudre.

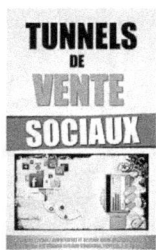

GERER SES EMOTIONS FACILEMENT:
LA MAITRISE DE SOI FACILE POUR MOBILISER SES CAPACITES (MOTIVATION, CONFIANCE EN SOI...) A VOLONTE, INSTANTANEMENT.

Ne plus être esclave de vos états intérieurs (colère, stress, jalousie etc.) n'aura jamais été aussi facile et rapide qu'avec cette méthode qui va vous permettre de retrouver une parfaite maitrise de soi et de mobiliser instantanément n'importe qu'elle capacité.

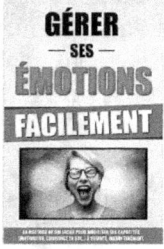

TROUVER UNE NICHE LUCRATIVE SANS SE TROMPER:
LA NOUVELLE DEMARCHE POUR CREER UN BLOG DANS UN MARCHE DE NICHE ULTRA RENTABLE ET DEVENIR RICHE DU 1er COUP.

Tout ce qu'il vous faut pour bien choisir votre marché de niche pour être sûr de réussir, et ne pas commettre les erreurs des débutants qui se retrouvent ruinés au bout de 6 mois ou 1 an car ils ont choisi leur marché de niche en se basant sur les mauvais critères.

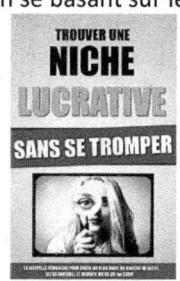

LA COMMUNICATION EFFICACE EN 60 MINUTES CHRONO:
DECOUVREZ LES TECHNIQUES SECRETES DE LA COMMUNICATION VERBALE ET
NON VERBALE POUR BRILLER DES CE SOIR.

Devenez un pro de la communication dans tous ses aspects, aussi bien verbale que non verbale, en seulement 60 minutes chrono. Une solution clés-en-main, facile, pour résoudre définitivement tous vos problèmes de communication sans y passer des mois ou des années!

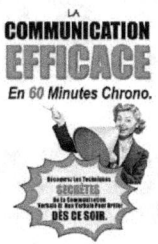

LA MEMOIRE FACILE INSTANTANEE:
AMELIORER SA MEMOIRE, MEMORISER COMME UN CHAMPION DES CE
SOIR SANS RIEN OUBLIER ET SANS EFFORTS.

Des exercices et stratégies faciles qui vont vous permettre d'utiliser vos différentes mémoires à plein régime et mémoriser sans peine autant d'informations que vous voulez...instantanément et sans les oublier, comme le font les champions de la mémorisation.

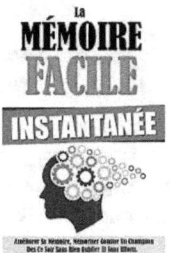

TITRES QUI VENDENT:
DANS 47 MINUTES VOUS ECRIREZ DES TITRES FACEBOOK, ADWORDS,
BLOG, PAGE DE VENTE, EMAIL COMME UN PRO DU COPYWRITING!

Découvrez les secrets et les 101 meilleurs templates pour créer des titres chocs qui vont vous rapporter (très) gros, et acquérir les compétences des meilleurs copywriters en seulement 47 minutes!

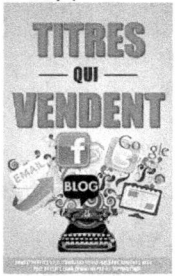

VAINCRE SA TIMIDITE:
LA METHODE CHOC DES EXPERTS EN CONFIANCE EN SOIR POUR SORTIR DE L'ENFER DE LA TIMIDITE FACILEMENT ET RAPIDEMENT.
Enfin une méthode pas-à-pas qui vous permet de vous libérer de votre timidité pour toujours, et d'obtenir ce magnétisme personnel que vous avez peut-être toujours cru réservé aux autres, tout ça rapidement et facilement.

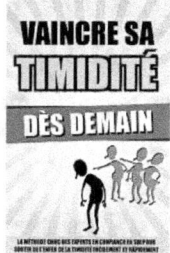

SYSTEME AFFILIATION:
LA NOUVELLE FAÇON POUR ENFIN VIVRE DE SON BLOG PAR L'AFFILIATION ET DEVENIR RICHE SANS CRÉER UN SEULPRODUIT.
Ce redoutable système d'affiliation est la preuve que l'affiliation fonctionne toujours à merveille pour les rares initiés qui savent l'utiliser de la bonne manière. Mettez enfin en place en seulement quelques jours une véritable machine à générer des revenus passifs sans jamais avoir à créer le moindre produit ni vous occuper du service après vente.

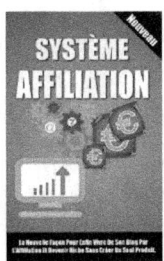

ECRIRE UN EBOOK IRRESISTIBLE EN UN WEEK-END:
LA NOUVELLE METHODE POUR ECRIRE UN LIVRE QUE LES LECTEURS
ADORENT, PRET A VENDRE LUNDI MATIN.
Laissez-vous guider par une procédure simple et d'une efficacité redoutable pour créer en seulement un week-end un ebook que les gens vont s'arracher, même si vous n'êtes pas expert dans un domaine.

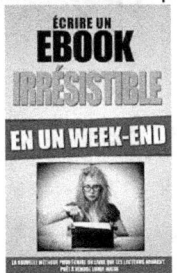

DEVENIR RICHE EN 42 JOURS:
LA METHODE PAS-A-PAS POUR.GAGNER DE L'ARGENT SUR INTERNET ET
VIVRE SES REVES EN PARTANT DE RIEN.
Une méthode prouvée qui vous guide pas-à-pas et vous permet d'atteindre votre indépendance financière en 42 jours grâce à Internet, même si vous démarrez actuellement de rien. Un must à ne pas manquer.

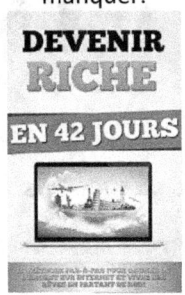

COMMENT SE CONCENTRER COMME EINSTEIN:
LE SECRET DES ETUDIANTS PARESSEUX POUR DECUPLER LA
CONCENTRATION ET
LA MEMOIRE AVEC LA TECHNIQUE DU DOCTEUR VITTOZ.
Ce best seller dans le top 100 des meilleures ventes d'Amazon vous montrera la technique jadis utilisée par Einstein qui vous donnera le pouvoir de vous concentrer sur ce que vous voulez aussi longtemps que vous voulez.

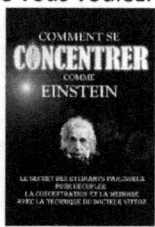

COMMENT REUSSIR VOS EXAMENS:
LE POUVOIR INEGALE DE LA DYNAMIQUE MENTALE POUR FINIR PREMIER
DANS VOS ETUDES ET EXAMENS EN ETANT PARESSEUX.
Réussissez dès maintenant vos examens et vos études en découvrant la technique secrète utilisée par les plus grands sportifs internationaux. Spécialement adaptée ici à la réussite aux examens par des médecins et psychologues, elle vous propulsera parmi les meilleurs étudiants sans avoir à étudier davantage.

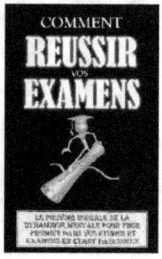

ACUPRESSION DE SECOURS:
SUPPRIMEZ IMMEDIATEMENT LE STRESS, LE MAL DE TETE, LE TROU DE
MEMOIRE PENDANT UN EXAMEN AVEC VOTRE DOIGT.
Soulagez vos douleurs et malaises immédiatement dès que vous en avez besoin et empêchez-les de vous faire rater un oral, un examen ou

tout moment important de votre vie. 100% pratique, très clair et simple, ce livre est très certainement le meilleur investissement que vous puissiez faire pour votre santé et votre succès.

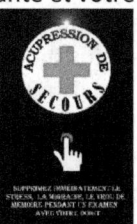

LA LECTURE RAPIDE EN 60 MINUTES CHRONO:
DOUBLER (OU TRIPLER) VOTRE VITESSE DE LECTURE N'A JAMAIS ÉTÉ AUSSI FACILE!
Utilisez les meilleures techniques des lecteurs les plus rapides pour augmenter votre vitesse de lecture de 100% dès aujourd'hui.

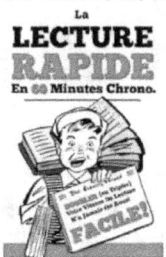

LA RELAXATION ZEN PROFONDE:
LA VOIE ROYALE POUR LA LIBERATION EMOTIONNELLE ET LE LACHER PRISE.
L'outil parfait pour aborder les situations du quotidien sereinement, et reprendre le contrôle de votre vie et de vos émotions dans le lâcher prise.

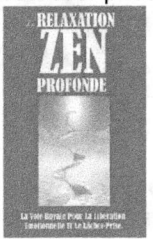

LE MIND MAPPING FACILE:
MEILLEURE MEMOIRE, PRISE DE NOTE RAPIDE, BRAINSTORMING,
GESTION DE PROJET SANS EFFORT AVEC LES MIND MAPS.
Le Mind Map (ou carte heuristique) va révolutionner votre vie et votre mémoire en termes gain de temps, d'organisation et d'efficacité par un système puissant et redoutable de prise de notes et d'organisation de l'information autour de diagrammes basés sur la manière naturelle dont fonctionne votre cerveau. Un outil à posséder absolument.

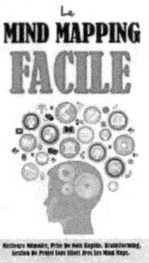

L'ANGLAIS FACILE AVEC LE MIND MAPPING:
COMMENT APPRENDRE L'ANGLAIS ET N'IMPORTE QUELLE LANGUE
RAPIDEMENT SANS JAMAIS L'OUBLIER.
Si vous avez toujours eu du mal avec les langues ou que vous souhaitiez apprendre l'Anglais facilement et rapidement, cette méthode innovante basée sur le Mind Mapping va très certainement vous y aider.

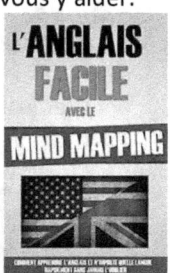

L'ESPAGNOL FACILE AVEC LE MIND MAPPING:
COMMENT APPRENDRE L'ESPAGNOL ET N'IMPORTE QUELLE LANGUE
RAPIDEMENT SANS JAMAIS L'OUBLIER.

La même chose que pour l'Anglais, mais cette fois c'est plutôt si vous souhaitez vous rendre là où les gens parlent Espagnol et apprendre cette langue facilement et rapidement à l'aide du Mind Mapping.

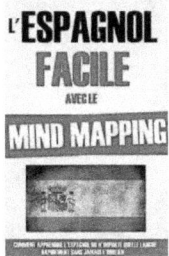

COMMENT SAUVER SON COUPLE EN UNE HEURE:
LA NOUVELLE MANIERE POUR EVITER LA RUPTURE AMOUREUSE ET
CREER UNE PASSION AMOUREUSE INTENSE.
Avant de penser à rompre, découvrez d'abord ce programme qui a déjà sauvé la relation amoureuse de plusieurs milliers de couples et évité de grandes souffrances de rupture, en seulement une heure.

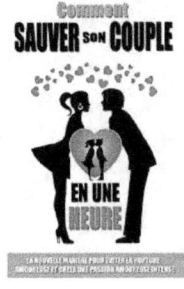